U0335999

唐金模　梁惠卿　主编

脂肪肝

中西医结合诊疗

化学工业出版社

·北京·

本书介绍了肝脏的基础知识、脂肪肝的中西医结合治疗，尤其对脂肪肝的中西医认识、中西医药物治疗、脂肪肝的预防及其他治疗手段、饮食管理、日常生活注意事项、生活方式的干预、食疗和中医保健进行了详尽的阐述。适合消化科、中西医结合内科医师阅读参考。

图书在版编目（CIP）数据

中西医结合诊疗脂肪肝 / 唐金模，梁惠卿主编 . —北京：
化学工业出版社，2019.9
　ISBN 978-7-122-34722-0

　Ⅰ.①中…　Ⅱ.①唐…②梁…　Ⅲ.①脂肪肝-中西医
结合-诊疗　Ⅳ.①R575.5

中国版本图书馆CIP数据核字（2019）第125392号

责任编辑：戴小玲　　　　　　　　　　文字编辑：李　媛
责任校对：张雨彤　　　　　　　　　　装帧设计：史利平

出版发行：化学工业出版社（北京市东城区青年湖南街13号　邮政编码100011）
印　　装：北京瑞禾彩色印刷有限公司
710mm×1000mm　1/16　印张8　字数142千字　2019年10月北京第1版第1次印刷

购书咨询：010-64518888　　　售后服务：010-64518899
网　　址：http://www.cip.com.cn
凡购买本书，如有缺损质量问题，本社销售中心负责调换。

定　　价：59.00元

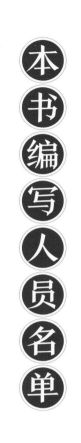

本书编写人员名单

主编

梁惠卿　唐金模

副主编

毛乾国　陈少东

编者

陈悦　蒋倩倩　郑莹
王敏　郑晓婷　刘垚昱
陈少芳　连开伟　张平竺
吴春城　罗丹　沈文启
杨嘉恩　蔡洋　谢雨萌
毛乾国　钟群燕　苏海华
陈少东　吴景辰　孙华胜
梁惠卿　林立　罗晨
唐金模　张满英　蔡珊珊

指导

吴耀南

序

　　近年来，由于人们日常生活方式及饮食结构的改变，健康理念科学知识的更新与宣传普及却相对滞后，脂肪肝的发病率在不断升高，且发病年龄日趋年轻化，已然超过病毒性肝炎成为我国乃至全球的第一大肝病。脂肪肝如果不能得到有效的防治，会发展为肝炎、肝硬化、肝癌和肝功能衰竭，并且还与2型糖尿病、冠心病和脑卒中等心脑血管疾病以及肝外恶性肿瘤的高发密切相关。因此，我国的脂肪肝防治工作的形势十分严峻。

　　本书主要从脂肪肝的基本知识、如何诊断脂肪肝、如何防治脂肪肝等方面全面介绍脂肪肝的诊断以及防治知识，科学树立对脂肪肝的正确认识，以期实现早期发现、早期干预，从根本上控制脂肪肝的发展。

　　本书充分突出了中医药防治脂肪肝的特色优势，介绍了按摩疗法、拔罐疗法、敷贴疗法、针灸疗法等中医特色疗法及简便效廉的名药名方、中药膳食，便于人们在日常生活中自我诊断、自我调理。该书内容十分丰富、可操作性强、条理清晰，对于指导脂肪肝患者正确进行饮食、运动、心理及药物干预等颇有帮助，是一本兼具科学性和实用性的防治脂肪肝的好书。

　　本书作者唐金模、梁惠卿、陈少东三位教授长期从事脂肪肝的临床工作及基础研究，擅长中西医结合防治脂肪肝，积累了古典名方名药、中药膳食及各种中医特色疗法等防治脂肪肝的可靠资料，现将其长期临床实践经验做系统整理而撰写此书，实为普及脂肪肝防治知识的幸事，乐为之序。

刘平

上海中医药大学终身教授

肝肾疾病病证教育部重点实验室主任

中国中西医结合学会肝病专业委员会主任委员

2019 年 6 月

前言

脂肪肝，一个并不陌生的词语。随着人们生活方式的改变，脂肪肝的患病率呈现不断攀升的趋势，但却没能引起人们的足够重视。人们总是觉得脂肪肝并不会导致身体不适，而且这么多人都有这样的病症，只是随着年龄的增长，人体自然而然出现的一种"富贵病"罢了，根本不需要治疗。然而，脂肪肝正默默地威胁着人们的健康，它可能导致肝炎、肝硬化、肝癌和肝功能衰竭，并与冠心病、脑卒中等心脑血管疾病以及肝外恶性肿瘤的发生、发展密切相关。因此，脂肪肝防治工作的形势十分严峻。

在此背景下，本书应运而生。只有通过全面的介绍脂肪肝的危害及防治知识，帮助人们树立起对脂肪肝的自我管理意识，调整不健康的观念，做到早期发现、早期干预，才能从根本上遏制脂肪肝的发展态势。

本书采用深入浅出的语言详细叙述中西医对肝脏的认识以及脂肪肝的诊断和治疗。本书充分突出中医药防治脂肪肝的特色，针对性地介绍大量简便效廉的防治方法，包括中药、方剂、药膳、针灸、推拿、按摩、刮痧等多种治法。本书内容丰富、操作性强，对于指导患者正确开展饮食、运动、心理及药物等脂肪肝的防治具有重要意义，适合消化科、中西医结合内科医师阅读参考。

本书的编写得到中国中西医结合学会肝病专业委员会主任

委员、上海中医药大学刘平教授的亲切关怀和指导，并题写了书序，谨此表示衷心的感谢！

　　本书编写过程中，厦门市中医院肝病中心的医师、厦门大学医学院的老师及研究生同学们付出了辛勤的劳动，谨此表示衷心的感谢！

编者

2019 年 6 月

目录

目录

目录

第一章

全面认识脂肪肝

第一节
脂肪肝的基本知识

一、肝脏的位置和形态

1. 肝的位置

肝脏位于右上腹，隐藏在右侧膈下和肋骨深面，大部分肝为肋弓所覆盖，仅在腹上区、右肋弓间露出并直接接触腹前壁，肝上面则与膈及腹前壁相接。肝上界在右锁骨中线第 5 肋骨，右腋中线平第 6 肋骨处。一般认为，成人肝上界位置正常的情况下，如在肋弓下触及肝脏，则多为病理性肝肿大。幼儿的肝下缘位置较低，露出到右肋下一般均属正常情况。肝的位置常随呼吸改变，通常平静呼吸时肝上下界升降可达 2～3cm，站立及吸气时稍下降，仰卧和呼气时则稍升，医生在给患者肝脏触诊检查时，常要患者做呼吸配合就是这个道理；医生通过触诊，可大致判断肝脏肿大的程度、硬度以及表面是否有结节。

2. 肝的形态

肝（图 1-1）呈不规则的楔形，可分为上下两面，前后左右 4 缘。肝分膈面和脏面。膈面与膈穹隆完全一致，肝与膈间有冠状韧带相连。镰状韧带将肝分为左、右两叶，肝右叶大而厚，左叶小而薄。脏面有略呈"H"形的沟。左侧纵沟窄而深，其前部有肝圆韧带，是由胎儿期静脉闭锁而成；后部有静脉韧带，是胎儿期静脉导管的遗迹。右侧纵沟阔而浅，其前部有一容纳胆囊的凹窝称胆囊窝；后部为腔静脉窝，有下腔静脉通过。连接左、右纵沟中份的横沟称肝门，是肝固有动脉左右支、左右肝管、门静脉左右支及神经、淋巴管等出肝处。肝的背面借

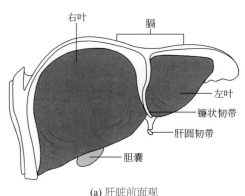

(a) 肝脏前面观

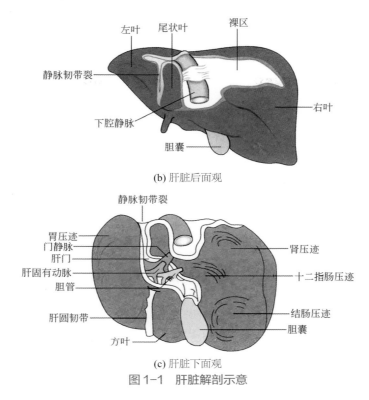

(b) 肝脏后面观

(c) 肝脏下面观

图1-1　肝脏解剖示意

"H"形沟分四叶；左纵沟左侧为左叶；右纵沟右侧为右叶；肝门前方为方叶；肝门后方为尾状叶。

二、肝脏的生理功能

肝脏的主要功能是进行糖的分解、贮存糖原；参与蛋白质、脂肪、维生素、激素的代谢；解毒；分泌胆汁；吞噬、防御功能；制造凝血因子；调节血容量及水电解质平衡；产生热量等。在胚胎时期肝脏还有造血功能。

1. 胆汁的合成和分泌作用

肝细胞分泌的胆汁是金黄色、味苦的液体，pH值为7.4，每天胆汁分泌量为500～1000ml。胆汁由肝内、肝外胆管排泄，储存在胆囊中，并根据需要通过胆囊管、胆总管把适量的胆汁排到小肠，帮助脂肪的消化和吸收。如果肝脏不能合成和排泄胆汁，或肝内外胆管堵塞，会致胆汁蓄积在肝脏和血液内，引起肝大、黄疸。

2. 糖代谢作用

肝在糖代谢中最重要的作用是通过糖原的合成与分解、糖异生作用维持血糖浓度的相对恒定。饱食状态下，葡萄糖经门静脉血液进入肝脏后，肝细胞迅速摄取葡萄糖，并将其合成为肝糖原储存起来，肝糖原的储存量为肝重的5%~6%。在空腹状态下，血糖浓度下降，肝糖原迅速分解为葡萄糖，补充血糖。一般成人肝内约含100g肝糖原，仅够禁食24h之用。在饥饿时，储存的肝糖原绝大部分被消耗，肝通过糖异生作用补充血糖。一些非糖物质如生糖氨基酸、乳酸及甘油等在肝内转变为葡萄糖或糖原。当肝功能受到严重损害时，肝糖原的合成与分解及糖的异生作用降低，维持血糖浓度恒定的能力下降，在饥饿时易发生低血糖。

3. 蛋白质代谢

肝是合成和分泌血浆蛋白的重要器官，除 γ- 球蛋白外，几乎所有的血浆蛋白均由肝细胞合成，如清蛋白、纤维蛋白、凝血酶原、载脂蛋白以及部分球蛋白。

4. 脂质代谢

肝将胆固醇转化为胆汁酸及生成和分泌胆汁，胆汁中的胆汁酸盐有促进脂类消化吸收的作用。当肝受损和胆道阻塞时，分泌胆汁能力下降或胆汁排出受阻，可影响脂类的消化吸收，临床上可表现为厌油腻和脂肪泻等症状。

5. 维生素、激素代谢

肝所分泌的胆汁酸可促进脂溶性维生素 A、维生素 D、维生素 E、维生素 K 的吸收。所以，肝胆系统疾病时容易引起脂溶性维生素的吸收障碍。肝是体内含维生素（如维生素 A、维生素 K、维生素 B_{12}、维生素叶酸及泛酸等）较多的器官，也是维生素 A、维生素 E、维生素 K 和维生素 B_{12} 的贮存场所。许多激素在其发挥调节作用之后，主要在肝内被分解转化，从而降低或失去活性，这称为激素的灭活作用。激素的灭活过程是体内调节激素作用时间长短和强度的重要方式之一。

6. 肝脏的解毒功能

在机体代谢过程中，门静脉收集来自腹腔的血液，血液中的有害物质及微生物等物质，将在肝内被解毒和清除，有1500多种化学反应在肝脏中发生。肝脏解毒主要有四种方式：

（1）化学方法　如氧化、还原、分解、结合和脱氧作用。

（2）吞噬作用。

（3）蓄积作用。

（4）分泌作用　一些重金属如汞以及来自肠道的细菌，可随胆汁分泌排出。肝脏是人体的主要解毒器官，它可保护机体免受损害，使毒物成为无毒的或溶解度高的物质，随胆汁或尿排出体外。肝脏极易受各种药物和毒物的损伤而出现肝脏病变致解毒功能下降。

7. 肝脏的防御功能

肝脏是人体最大的网状内皮细胞吞噬系统。肝静脉窦内皮层含有大量的肝巨噬细胞，有很强的吞噬能力，门静脉血中99%的细菌经过肝静脉窦时被吞噬。因此，肝脏是机体防御系统的重要组成部分。

8. 肝脏的再生能力

成人肝脏重达1500g左右，是腹腔中最大的器官，而且1min流经肝脏的血液量亦高达10000ml以上。肝脏即使被割掉一半，或者受到严重伤害，残留的正常肝细胞仍能照常发挥其功能。在人体中，若肝脏内长了大小不等的多个瘤块，或癌肿已使肝脏变形，但只要这些占位性病变不压迫汇管区，只要尚存300g以上的健康肝组织，患者饮食方面仍无明显症状，肝功能也会无异常。实验表明经手术切除肝脏75%，老鼠于3周后便能恢复原状，人类则需4个月恢复原状。由此可见，肝脏具有其他器官无法比拟的旺盛的再生和恢复能力。

9. 凝血功能及造血、储血和调节循环血量功能

几乎所有的人体凝血因子都是由肝脏制造的。肝脏在人体的凝血和抗凝两大系统中保持着动态平衡，起着重要的调节作用。严重肝病时，凝血功能障碍，表现为牙龈出血、鼻出血、消化道出血等各种出血表现。在胚胎期及新生儿期肝脏具有造血功能，长大后肝脏不再造血。肝脏血流量及血容量均很大，就像是一个"血液储备库"，当身体其他器官需要时，可以提供部分血液，但代价是容易发生缺血性肝损伤。

三、肝脏与胰岛素抵抗、代谢综合征、肥胖

肝脏是脂肪代谢的重要场所，在脂肪的消化、吸收、分解、合成、运输等过程中，均起着重要作用。肝脏从血液中摄取游离脂肪酸，合成甘油三酯；随后再以极低密度脂蛋白的形式，将甘油三酯转运出肝。

正常肝脏之所以会发生脂肪沉积，最主要的机制是胰岛素抵抗。无论是体重超重、内脏肥胖，还是高脂血症、糖代谢的调节紊乱，它们都有一个共同的作用机制，即胰岛素抵抗。胰岛素抵抗可以促进外周脂肪分解，游离脂肪酸增多并沉积在肝脏，从而造成肝脏脂肪性变性。脂肪变性的肝脏容易受到一些因素的打击，比如氧化应激、微量的内毒素血症、短暂的能量ATP消耗以及乙醇加合物的形成。由于正常肝脏对脂质过氧化相对不敏感，对内毒素的敏感性也未增强，所以这些因素对正常肝脏并没有明显的影响。但对于脂肪变性的肝脏而言，首先，由于肝实质细胞的能量贮备发生改变，线粒体解偶联蛋白的表达增加，所以不能耐受能量耗尽；其次，脂肪变性有肝脏内毒素受体表达增高，对内毒素的敏感性增加；另外，脂肪变性的肝脏为氧化应激提供了足够的反应机制，容易发生脂质

过氧化相关的肝脏损伤。因此,对正常肝脏而言微不足道的一些附加打击作用于脂肪变性的肝脏,就会造成肝细胞气球样变性、炎症、坏死,从而发生脂肪性肝炎,导致肝功能损害,使 ALT 升高。

非酒精性脂肪性肝病与代谢综合征互为因果,且通常合并存在。一方面,非酒精性脂肪性肝病是代谢综合征累及肝脏的表现,代谢综合征促进非酒精性脂肪性肝病的发生和发展;另一方面,非酒精性脂肪性肝病比体质指数所反映的总体肥胖、腰围所反映的腹型肥胖,更能准确预测代谢综合征、2 型糖尿病和心血管疾病的发病风险。高达 25% 的非酒精性脂肪性肝病患者首先"胖在肝",之后才出现腰围增粗的内脏型肥胖,以及体质指数增加的总体肥胖,进而发生糖脂代谢紊乱和代谢综合征。非酒精性脂肪性肝病促进代谢综合征的发病,约 1/3 的非酒精性脂肪性肝病患者尽管体重正常,但已存在代谢综合征。

四、脂肪肝(FLD)的病因

1. 慢性脂肪肝

(1)营养不良 饮食结构不合理,如长期嗜食肥甘厚味,缺乏新鲜蔬菜、水果等摄入。

(2)内分泌紊乱 如肥胖症、2 型糖尿病、高脂血症等疾病引起的机体各种物质代谢紊乱。

(3)药物性肝损害 如四环素等抗生素,氨甲蝶呤等细胞毒性药物导致的肝损害。

(4)中毒性肝损伤 如有机溶剂、酒精及其代谢产物乙醛等导致的肝损害。

(5)遗传性疾病 如家族性肝脂肪变、半乳糖血症、肝豆状核变性等疾病导致的肝损害。

(6)其他疾病 如慢性丙型肝炎、系统性红斑狼疮、自身免疫性肝炎等疾病。

2. 亚急性脂肪肝

比较少见,关于病因的研究尚不完全明确。主要见于空-回肠短路术后、过度节食、应用减肥药物后的肥胖患者。

3. 急性脂肪肝

(1)妊娠期急性脂肪肝 妊娠晚期特有的、少见致命性疾病。该病起病急骤,病情变化迅速,可发生在妊娠 28～40 周,多见于妊娠 35 周左右的初产妇。妊娠期高血压疾病、双胎和男胎较易发生该病。由于发生于妊娠晚期,只有终止妊娠才有痊愈的希望,故推测是由于妊娠引起的激素变化,使脂肪酸代谢发生障碍,致游离脂肪酸堆积在肝细胞和肾、胰、脑等脏器,造成多脏器损害。

（2）Reye 综合征 即瑞氏综合征，即急性脑病合并内脏脂肪变性患者综合征，是由脏器脂肪浸润所引起的以脑水肿和肝功能障碍为特征的一组症候群，因 1963 年由 Reye 首先报道而得名。本病是儿童在病毒感染［如流行性感冒（流感）、上呼吸道感染（感冒）或水痘］康复过程中得的一种罕见的病，以服用水杨酸类药物（如阿司匹林）为重要病因，病死率高。广泛的线粒体受损为其病理基础。瑞氏综合征会影响身体的所有器官，对肝脏和大脑带来的危害最大。如果不及时治疗，会很快导致肝肾衰竭、脑损伤，甚至死亡。

（3）药物 如丙戊酸、抗反转录病毒药物、四环素等引起的脂肪酸代谢发生障碍而使脂肪过多地沉积于肝脏所致。

（4）先天性代谢缺陷 如卵磷脂胆固醇脂酰基转移酶（LCAT）缺陷、胆固醇酯贮积病、沃尔曼病。LCAT 为肝脏合成和分泌的一种血浆功能性酶，在高密度脂蛋白（HDL）等脂蛋白代谢中发挥重要作用。遗传性和继发性 LCAT 缺陷、酒精中毒性肝炎时，出现 HDL 代谢异常而致使脂肪肝；胆固醇酯贮积病顾名思义指胆固醇酯和甘油三酯沉积于肝、脾、淋巴结和其他组织的溶酶体内，沃尔曼病和胆固醇酯贮积病为等位基因（同一基因缺陷的主要表型），两者都因编码胆固醇水解酶的基因缺陷所致，使得大量的中性脂肪特别是胆固醇酯和甘油三酯在身体组织内积聚。

五、常见脂肪肝的类型及危害

常见脂肪肝主要分为非酒精性脂肪性肝病（NAFLD）和酒精性脂肪性肝病（AFLD）。

NAFLD 是体重超重和内脏型肥胖累及肝脏的表现，其病理学改变为 5% 以上的肝细胞脂肪变，可合并小叶内炎症和肝细胞气球样变性。但患者无过量饮酒史或日常饮酒不足以引起肝损害。其症状轻，但危害不小。据统计，约有 25% 的轻度脂肪肝无明显的临床症状，多在常规体检中因肝功能异常、肝脏肿大，或肝脏超声检查提示"明亮肝"而被偶然发现。有研究显示：非酒精性单纯性脂肪肝患者肝病进展缓慢，10～20 年内发生肝硬化的比例很低，仅为 0.6%～3%；非酒精性脂肪性肝炎病程达 10 年的患者近 15%～25% 可进展为肝硬化，非酒精性脂肪性肝硬化多发生在 65 岁以上的老年人群中，其中 40%～62% 的人在 5～7 年内出现并发症，如肝癌。而且 NAFLD 的临床影响不仅限于肝病，还可引发诸多肝外并发症，如 2 型糖尿病、心血管疾病、慢性肾病、结直肠癌、骨质疏松、恶性肿瘤、胆结石等。

AFLD 由于长期过量饮酒所致。初期通常表现为轻症酒精性肝损害和酒精性脂肪肝，进而发展为酒精性肝炎、酒精性肝纤维化和酒精性肝硬化。嗜酒者若频繁、大量饮酒，可诱发广泛肝细胞坏死，导致重症酒精性肝炎和肝功能衰竭，病死率高达 30% 以上。酒精性肝病的临床表现轻重不一：轻者仅表现为无症状的肝肿大；重者可出现门静脉高压和腹水，甚至肝功能衰竭。在酒精性肝病的整个发展过程中，均可并发肝内胆汁淤积、低血糖、门静脉高压和溶血性贫血。值得注意的是，约 20% 的酒精性肝炎患者即使戒酒，肝病仍有可能继续发展，最终发生肝硬化，或因病情恶化而死亡。

六、脂肪肝的临床表现

（一）急性脂肪肝

急性脂肪肝的临床表现类似于急性重症病毒性肝炎，起病急骤，常有乏力、恶心、呕吐和不同程度的黄疸等症状，可在短时间内出现肝性脑病、消化道出血、肾功能损害、感染及脑水肿，病死率高，严重病例可于数日甚至数小时死亡。但若能得到及时治疗，病情可在短期内迅速好转，不留慢性肝炎、肝硬化等后遗症。妊娠性急性脂肪肝多发生于妊娠 7～9 月三个月，常于上呼吸道感染后起病，表现为爆发性肝功能衰竭、严重出血倾向、高血压、蛋白尿、少尿、急性胰腺炎等。Reye 综合征多见于儿童，常在流感或水痘后出现，或有近期服用水杨酸类药物后。临床为出现剧烈的恶心、呕吐后迅速出现昏迷，肝脏肿大明显，但无黄疸和局部神经体征。也有部分急性脂肪肝病例临床表现轻微，仅有一过性呕吐及肝功能损害的表现。

（二）亚急性脂肪肝（SFLD）

一般是指在慢性 FLD 基础上，短期内发生明显的肝细胞变性、坏死、炎症，导致病情急剧恶化，甚至发生肝功能衰竭。

1. 重症酒精性肝炎

在酒精性肝病过程中，突然出现肝性脑病、急性肾功能衰竭、消化道出血等多脏器损害的表现。

2. 亚急性非酒精性脂肪性肝炎（NASH）

主要见于空-回肠短路术后、过度节食、应用减肥药物后的重度肥胖患者。原因为短期内营养摄入不足、体重急剧下降，导致体内脂肪大量动员，游离脂肪酸入肝增多，使原已经发生脂肪变性的肝细胞严重损伤，发生急性肝功能衰竭。抢救成功者大多短期内发生肝硬化。

（三）慢性脂肪肝

1. 酒精性肝病

酒精性肝病的临床表现轻重不一：轻者仅表现为无症状的肝肿大；重者可出

现门静脉高压和腹水，甚至肝功能衰竭。

酒精性脂肪肝患者症状较轻；酒精性肝炎患者发病前往往有大量饮酒史，可有食欲缺乏、恶心、呕吐、全身倦怠等症状，病情较重者有发热、腹痛、黄疸、体重明显减轻、肝脾肿大和肝区压痛，甚至出现可逆性门脉高压、腹水、胃肠道出血、肝性脑病等危重症状；酒精性硬化患者早期常无明显不适，以后逐渐出现肝功能损害和门静脉高压的表现，如体重减轻、食欲减退、腹痛、乏力、倦怠、发热、尿色深、黄疸、牙龈出血、肝脾肿大等，与其他病因所致肝硬化的临床表现大致相同。酒精性肝硬化患者发生肝癌的风险很高。一旦发生肝硬化，即使戒酒，往往也不能完全防止肝癌的发生。酒精性肝硬化合并肝癌的临床表现是在原有症状的基础上，出现原因不明的症状恶化、疲乏、衰弱无力等，腹痛也更为严重，肝脏更加肿大且可伴有压痛。

此外，酒精性肝病患者还可有酒精依赖、酒精戒断综合征，以及各种维生素缺乏的表现，如末梢神经炎、口角炎、舌炎、皮肤瘀斑等，亦可因大量饮酒而猝死。

2. 非酒精性脂肪性肝病（NAFLD）

48%～100% 的 NAFLD 患者无肝病症状，多在常规体检中因肝功能异常、肝脏肿大，或肝脏超声检查提示"明亮肝"而被偶然发现（脂肪肝时肝脏近场回声呈较亮的密集增强回声，称为明亮肝）。约 36% 的非酒精性脂肪性肝炎患者有乏力、右上腹不适、睡眠障碍等症状，若严重脂肪肝则可能出现皮肤发黄、食欲下降、恶心呕吐等症状。若发展为肝硬化期则与其他因素所致肝硬化相似。

七、脂肪肝的检查

1. 体格检查

患者应常规测量身高（m）和体重（kg），并计算体质指数（BMI），BMI= 体重（kg）/ 身高（m^2）。中国成人体质指数的正常值范围为 18.5～23.9kg/m^2。见表 1-1。

表 1-1 中国成人 BMI 分级

等级	BMI/（kg/m^2）
过轻	<18.5
正常	18.5～23.9
过重	24～27
肥胖	28～32
非常肥胖	>32

体质指数正常和增高者，应进一步测定腰围、臀围和动脉血压，并计算腰臀比，明确有无内脏型肥胖和高血压。

2. 影像学检查

B 超、CT 和 MRI 检查可判断脂肪肝的有无和肝内脂肪分布类型，明确有无明显肝硬化、肝内占位性疾病（如囊肿、血管瘤、肝癌）、胆囊炎、胆石症、肝脾肿大、腹水等情况。

B 超对弥漫性脂肪肝的诊断敏感性较高。CT 诊断脂肪肝的特异性可能高于 B 超，但价格贵，且患者在检查时不可避免地需要接触 X 线。MRI 价格最贵，且对弥漫性脂肪肝的诊断价值并不优于 B 超。因此，临床上主要依靠 B 超来发现及随访脂肪肝。CT 增强扫描和 MRI 检查，主要用于验证 B 超发现的局灶性脂肪肝、弥漫性脂肪肝伴正常肝岛，以及脂肪肝合并肝占位性病变，以免漏诊肝脏恶性肿瘤。

在影像学检查中，目前较热门的是 FibroScan 和 FibroTouch 等肝脏瞬时弹性检测技术。瞬时弹性记录仪利用超声在脂肪组织中传播出现显著衰减的特征，通过受控衰减参数（CAP）来定量检测肝脂肪变程度。

3. 血液学检查

B 超和 FibroScan/FibroTouch 等影像学检查提示脂肪肝者，需进行血常规、肝功能、血脂、血糖、糖化血红蛋白、血尿酸等血液学检查；血清转氨酶升高的脂肪肝患者，还需抽血检测乙肝病毒表面抗原、抗丙肝抗体（抗 -HCV）、抗核抗体、铜蓝蛋白等指标，以确定脂肪肝的病因和病变程度。

4. 肝脏病理学检查

无创伤性检查并不能完全代替病理学检查，肝脏病理学检查有助于了解肝脏疾病的病因和发病机制，明确肝脂肪变、炎症及纤维化程度，从而完善治疗方案、评估疗效和判断预后。此外，病理学描述还可为慢性肝病提供肝脂肪变程度、肝炎活动分级、肝纤维化分期的量化指标。

八、脂肪肝的危害、常见的危险因素

（一）脂肪肝的危害

1. 酒精性肝病

酒精可引起严重的肝脏损伤，但有时可以没有任何肝病相关症状和体征。部分患者是通过健康体检或因肺炎、肋骨骨折、脑损伤，以及其他器官的酒精性损害（如胰腺、心脏、脑、周围神经等）就诊时，被偶然发现。

酒精性肝病可分为四个发展阶段：初期为酒精性脂肪肝，继而逐渐发展为酒精性肝炎、酒精性肝纤维化、酒精性肝硬化。酒精性肝病的临床表现轻重不一，轻者仅表现为无症状的肝肿大，重者可出现门静脉高压，甚至肝功能衰竭。在酒精性肝病的整个发展过程中，均可并发肝内胆汁淤积、低血糖、门静脉高压和溶血性贫血等症状。

一般情况下，酒精性脂肪肝患者症状较轻，酒精性肝炎和酒精性肝硬化患者症状较重。酒精性肝炎是酒精性肝病活动期的表现，可发生在酒精性肝病的任何阶段。值得注意的是，约20%的酒精性肝炎患者即使戒酒，肝病仍有可能继续发展，最终发生肝硬化，或因病情恶化而死亡。酒精性肝硬化患者发生肝癌的风险很高。一旦发生肝硬化，即使戒酒，往往也不能防止肝硬化的加重。

2. 非酒精性脂肪性肝病

NAFLD是体重超重和内脏型肥胖累及肝脏的表现，80%～90%的患者处于单纯性脂肪肝阶段。代谢综合征的出现，往往提示患者可能已从单纯性脂肪肝发展为脂肪性肝炎。而糖尿病的出现，则意味着这些患者的肝病进展快，肝硬化和肝癌的发病率高。

非酒精性脂肪性肝病患者预期寿命缩短，主要死亡原因为心血管疾病、代谢综合征、高脂血症、慢性肾病、结直肠癌、肝癌、肝衰竭等，主要发生在脂肪性肝炎，特别是并发肝硬化的患者中。

（二）脂肪肝常见的危险因素

1. 酒精性肝病的危险因素

影响酒精性肝损伤进展或加重的因素较多，目前国内外研究已经发现的危险因素主要包括：饮酒量、饮酒年限、酒精饮料品种、饮酒方式、性别、种族、肥胖、肝炎病毒感染、遗传因素、营养状况等。根据流行病学调查资料，酒精所造成的肝损伤是有阈值效应的，即达到一定饮酒量或饮酒年限，就会大大增加肝损害风险。然而，由于个体差异较大，也有研究显示饮酒与肝损害的剂量效应关系并不十分明确。酒精饮料品种较多，不同的酒精饮料对肝脏所造成的损害也有差异。饮酒方式也是酒精性肝损伤的一个危险因素，空腹饮酒较伴有进餐的饮酒方式更易造成肝损伤。女性对酒精介导的肝毒性更敏感，与男性相比，更小剂量和更短的饮酒期限就可能出现更重的酒精性肝病。饮用同等量的酒精饮料，男女血液中酒精水平明显有差异。

种族、遗传以及个体差异也是酒精性肝病的重要危险因素。汉族人群的酒精性肝病易感基因乙醇脱氢酶（ADH）2、ADH3和乙醛脱氢酶（ALDH）2的等位基因频率以及基因型分布不同于西方国家，可能是中国嗜酒人群和酒精性肝病的发病率低于西方国家的原因之一。并不是所有的饮酒者都会出现酒精性肝病，只是发生在一小部分人群中，表明同一地区群体之间还存在着个体差异。酒精性肝病病死率的上升与营养不良的程度相关。维生素 A 的缺少或维生素 E 水平的下降，也可能加重肝脏损害。富含多不饱和脂肪酸的饮食可促使酒精性肝病的进展，而饱和脂肪酸对酒精性肝病起到保护作用。肥胖或体质量超重可增加酒精性肝病进展的风险。肝炎病毒感染与酒精对肝脏损害起协同作用，在肝炎病毒感染基础上饮酒，或在酒精性肝病基础上并发 HBV 或 HCV 感染，都可加速肝脏疾病的发生和发展。

2. 非酒精性脂肪性肝病的危险因素

非酒精性脂肪性肝病的危险因素常见于肥胖及其相关疾病、种族差异和遗传易感性、年龄与性别、其他因素（包括受教育程度低、家庭收入高、体力活动少、含糖饮料或饱和脂肪摄入过多、进食总量过多、进食过快以及肥胖、糖尿病和脂肪肝家族史）。其中，肥胖、血脂异常、2 型糖尿病和代谢综合征是得到公认的进展性非酒精性脂肪性肝病的危险因素，亚太地区其他因素包括甲状腺功能减退、多囊卵巢综合征、阻塞性呼吸睡眠暂停综合征、垂体功能减退症以及性腺功能减退。

九、我国脂肪肝的发病现状

1. 脂肪肝已成为中国第一大肝病

随着生活方式的改变、人口老龄化，以及肥胖症和酒精滥用现象的日趋增多，中国脂肪肝患病率迅速增长，脂肪肝已成为中国第一大肝病。

近年来，基于城市人口的几项抽样调查表明，中国成人脂肪肝患病率为12.5%～35.4%。其中非酒精性脂肪肝患病率为 15%（6.3%～27%）。与过量饮酒相比，脂肪肝与肥胖的关系更为密切，高达 80%～90% 的脂肪肝患者并不饮酒。目前，脂肪肝已成为中国居民健康体检中肝脏酶学指标异常的最常见原因，高达75% 的血清转氨酶异常与脂肪肝有关。由于中国肥胖和 2 型糖尿病的患病率呈明显增长趋势，故预计在不久的将来，中国脂肪肝的患病率还将进一步上升，脂肪肝已取代病毒性肝炎成为中国居民第一大肝脏疾病。

2. 脂肪肝的患病率

流行病学调查显示，我国普通人群非酒精性脂肪性肝病的患病率平均为 15%（6.7%～27%），其中 80%～90% 为单纯性脂肪肝；结合人口基数，我国非酒精性脂肪性肝病患者绝对数量巨大。来自全国多个地区的流行病学调查显示，男性嗜酒率和酒精性肝病患病率均显著高于女性；少数民族患病率高于汉族居民。来自医院的临床病例分析显示，在酗酒超过 5 年者中，酒精性脂肪肝、酒精性肝炎和酒精性肝硬化的患病率分别为 50%、10%、10%。

十、脂肪肝易患人群

1. 中老年男性

中老年男性社交活动多，嗜酒好肉，不注意控制饮食；工作劳累，户外活动少。中老年人的新陈代谢功能逐渐衰竭、运动量随之减少。此外，由于中老年人性激素水平失衡、内分泌失调，肝脏代谢功能衰退，易发生体内脂肪蓄积，脂肪肝也会相应增多。

2. 过于肥胖者

肥胖引起代谢紊乱，多余脂肪积存于肝脏形成脂肪肝。肥胖者中有 50% 患有脂肪肝。平时长期摄入高脂肪、胆固醇、高糖食品的人更容易导致体重超标。肥胖是导致脂肪肝的直接原因，在超过标准体重 10% 以上的人中，肝脏脂肪沉着的人占 72%，脂肪高度沉着的人占 20%。

3. 长期、大量饮酒者

长期过量饮酒，肝内脂肪酸最易堆积于肝脏，可造成酒精性脂肪肝。这是由于酒精对肝细胞有较强的直接毒害作用，可使脂库转运到肝脏的脂肪增加，并减少脂肪肝内的运出，使肝对脂肪的分解代谢发生障碍。

4. 青少年

随着生活水平的提高，脂肪肝病的发病在青少年之中增长最快，很多"小胖墩"提前遭遇"成人病"。久坐少动的工作方式和以车代步等长期不活动的人，缺乏运动，活动减少，热能得不到充分消耗，导致体内过剩的养分转化成脂肪，这些脂肪如果沉积在皮下时，则表现为肥胖，堆积在肝脏内，则表现为脂肪肝。

5. 遗传倾向者

作为脂肪肝的诱因，肥胖、糖尿病、血脂异常等多有家族聚集倾向，具有一定的遗传倾向性。

第二节
中医对脂肪肝的认识

一、肝的生理病理特点

1. 主疏泄

肝为风木之脏，主疏泄，其气升发，喜条达而恶抑郁。疏，就是疏通；泄，就是发泄、生发。肝主疏泄，是指肝气具有疏通、畅达全身之气，进而促进精血津液的运行输布、脾胃之气的升降、胆汁的分泌排泄以及情志的舒畅等作用。肝主疏泄，实际上主要是指肝脏对全身阴阳气血的重要调节作用，具体表现在以下几个方面。

（1）调畅气机 气机，就是气的升降出入运动，其基本的形式就是升、降、出、入（升是指气自下而上的运行；降是指气自上而下的运行；出是指气由内而外的运行；入是指气由外而内的运行）。由于肝的生理特点是主升、主动，是指其对气的疏通、畅达、升发作用。因此，肝的疏泄功能调节着气的升降出入之间的平衡协调。肝的疏泄功能正常，则气机调畅，气血调和，经络通利，脏腑器官等也正常。如果肝的疏泄功能异常，则可出现以下两个方面：

其一，肝的疏泄功能减退，即是肝失疏泄，则气的升发就显得不足，气机的疏通和畅达就会受到阻碍，可使肝失疏泄，气机不畅，形成肝气郁结之候，其轻者称为肝气不舒或肝气郁滞。临床上以情绪抑郁、悒悒不乐，以及胁肋胀痛等气机郁滞之候为特征，且每当太息、嗳气之后略觉舒缓。

其二，肝的升发太过，显现出过亢，气的下降就不及，从而形成肝气上逆，表现为头目胀痛、面红耳赤、易怒等。气升太过，则血随气逆，血从上溢，而导致吐血、咯血等，甚则可以导致突然神志不清，昏不识人。

（2）促进脾胃的运化功能 饮食物的消化吸收，主要依赖于脾胃的运化腐熟功能，但脾胃之间的升降运动又依赖于肝的疏泄功能。一般来说，肝对脾胃运化功能的影响，有如下两方面：

其一，促进脾胃的升降。如肝的疏泄功能异常，不仅能影响脾的升清功能，而且还能影响胃的降浊功能。脾的升清失调，在上则为眩晕，在下则为飧泄；胃的降浊失职，在上则为呕逆嗳气，在中则为脘腹胀满疼痛，在下则为便秘。

其二，分泌胆汁，以助消化。肝与胆相连，胆汁是肝所剩余的气积聚而成。胆汁的分泌与排泄，实际上也是肝主疏泄功能的一个方面，肝的疏泄正常，则胆汁能正常分泌和排泄，有助于脾胃的运化功能。肝气郁结，则可影响胆汁的分泌与排泄，而出现胁下胀满、疼痛、口苦、纳食不化，甚至黄疸等表现。

（3）通利气、血、水　人体血液的运行和津液的输布代谢，有赖于气的升降出入。气行则血行，气滞则血瘀；气行则水行，气滞则水停。而肝主疏泄，能调畅气机，故与血、津液的运行和代谢密切相关。肝主疏泄的生理功能正常，气机调畅，则血与津液运行通畅；如果肝气疏泄的生理功能失常，气机阻滞，则可导致血、津液方面的多种病理变化。比如气机的郁结，会导致血行障碍，形成血瘀，或为癥积、肿块，在妇女则可导致经行不畅、通经、闭经等。气机郁结，也会导致津液的输布代谢障碍，产生痰、水等，若痰阻经络而形成皮下肿起如核的结块，而水停可导致腹部胀大如鼓。

（4）调畅情志　在中医理论中，人的情志活动，除了为心所主宰外，还与肝的疏泄功能有密切的关系。肝的疏泄功能正常，气机调畅，方能保持精神乐观，心情舒畅，气血和平，五脏协调。这是因为人的情志活动，要以气血为物质基础，而气血的正常运行，也受到肝气疏泄功能的调节。所以，肝的疏泄功能具有调畅情志的作用。肝的疏泄功能正常，则气机调畅，气血调和，心情易于开朗；肝的疏泄功能减退，则肝气郁结，心情易于抑郁，稍受刺激，即抑郁难解；肝的升泄太过，阳气升腾而上，则心情急躁，稍有刺激，即容易发怒。反之，在反复、持久的情志异常情况下，也会影响肝的疏泄功能，导致肝气郁结，或升泄太过而急躁易怒。

2. 主藏血

肝藏血是指肝有贮藏血液、调节血量和防止出血的生理功能。

（1）肝的藏血功能　主要体现在肝内必须贮藏一定的血量，以制约肝的阳气升腾，勿使其过亢，以维护肝的疏泄功能，使之冲和条达。

（2）肝的藏血　肝有调节人体各部分血量的分配，特别是对外周血量的调节起着主要的作用。肝的藏血功能，还包含着防止出血的重要作用。因此，如果肝不藏血，不仅仅可以出现肝血不足，阳气升泄太过等病变，而且还会导致出血。在正常生理情况下，人体各部分的血量，是相对恒定的。但是随着机体活动量的增减、情绪的变化，以及外界气候的变化等因素，人体各部分的血量也随之而有所变化。当机体活动剧烈或情绪激动时，肝脏就把所贮存的血液向机体的外周输布，以供机体的需要。当人体在安静休息及情绪稳定时，由于全身活动量减少，机体外周的血液需要量相对减少，部分血液便藏之于肝。"故人卧血归于肝"（《素问·五脏生成篇》）。后代医家有注释，"肝藏血，心行之，人动则血运于诸经，人静则血归于肝脏。何者？肝主血海故也"。

（3）肝藏血以达濡养肝及筋目之功　由于肝脏对血液有贮藏和调节作用，所以人体各部分的生理活动，皆与肝有密切关系。如果肝脏功能异常，藏血功能失常，不仅会引起血虚或出血，而且也能引起机体的血濡养不足的变化。如肝血不足，不能濡养于目，则两目干涩昏花，或为夜盲；若不能濡养于筋，则筋脉拘急，肢体麻木，屈伸不利等。故有"肝受血而能视，足受血而能步，掌受血而能握，指受血而能摄"（《素问·五脏生成篇》）。

（4）肝的贮藏血液和调节血量的功能，还体现于女子的月经来潮　肝血不足或肝不藏血时，就会引起月经量少，甚则闭经，或月经量多，甚则崩漏等症。

肝的调节血量功能，是以贮藏血液为前提的，只有充足的血量贮备，才能有效地进行调节。但是将贮藏于肝内之血输布于外周的作用，实际上是肝的疏泄功能在血液运行方面的一种表现。肝的疏泄功能正常，贮存于肝内的血液才能向外周布散。因此，肝的调节血量功能，必须是藏血与疏泄功能之间的协调平衡才能完成。如果升泄太过或藏血功能减退，就会导致出血；疏泄不及，肝气郁结，则可导致血瘀。

二、肝的在志、在液、在体和在窍

1. 在志为怒

怒是人在情绪激动时的一种情志变化。怒对于机体的生理活动来说，一般是属于一种不良的刺激，可使气血上逆，阳气升泄，正如《素问·举痛论》所言："怒则气逆，甚则呕血及飧泄，故气上矣"。由于肝主疏泄，阳气升发，为肝之用，故说肝在志为怒。

2. 在液为泪

肝开窍于目，泪从目出，所以肝在液为泪。泪有濡润眼睛，保护眼睛的功能。在正常情况下，泪液的分泌，是濡润而不外溢，但在异物侵入目中时，泪液即可大量外溢，起到清洁眼目和排出异物的作用。

在病理情况下，则可见泪液的分泌异常。如肝的阴血不足时两目干涩，实质上是泪液的分泌不足；如在风火赤眼，肝经湿热等情况下，可见目眵增多，迎风流泪的等症。此外在极度悲哀的情况下，泪液的分泌也可大量增多。如《灵枢·口问》所言"悲哀愁忧则心动，心动则五脏六腑皆摇，摇则宗脉感，宗脉感则液道开，液道开故泣涕出焉"。

3. 在体合筋，其华在爪

筋即筋膜，附着于骨而聚于关节，是连接关节、肌肉的一种组织。"诸筋者，皆属于节"（《素问·五脏生成篇》）。筋和肌肉的收缩和舒张，就是肢体、关节运动的屈伸和转侧。"肝主筋"，或者说"肝主身之筋膜"，主要是由于筋膜有赖于肝血的滋养。"食气入胃，散精于肝，淫气于筋"（《素问·经脉别论》）。肝的血液充盈，才能养筋；筋得其所养，才能运动有力而灵活。《素问·六节脏象论》称肝为"罢极之本"，也就是说，肢体运动的能量来源，全赖于肝的藏血充足和调节血量的作用。如果肝的气血衰少，筋膜失养，则表现为筋力不健，运动不利，故《素问·上古天真论》说"丈夫……七八，肝气衰，筋不能动"。此外，肝的阴血不足，筋失所养，还可出现手足震颤、肢体麻木、屈伸不利、甚则瘛疭等症。正如《素问·至真要大论》所说"诸风掉眩，皆属于肝"。爪，就是爪甲，包括指甲和趾甲，"爪为筋之余"，就是说爪甲是筋的延续。肝血的盛衰，可影响爪甲的枯荣。肝血充足，则爪甲坚韧明亮，红润光泽。若肝血不足，则爪甲软薄，枯而色夭，甚则变形脆裂。

4. 在窍为目

目又称"精明"，是视觉器官。"夫精明者，所以视万物，别黑白，审短长"（《素问·脉要精微论》）。肝的经脉，足厥阴肝经，上联于目系，目的视力，有赖于肝气的疏泄功能和肝血的营养，所以说肝开窍于目。"肝受血而能视"（《素问·五脏生成篇》），"肝气通于目，肝和则目能辨五色矣"（《灵枢·脉度》）。由于肝与目的关系非常密切，因而肝的功能是否正常，往往可以从眼睛上反映出来。如果肝的阴血不足，则两目干涩，视物不清或夜盲；肝经风热，则可见目赤痒痛；肝火上炎，则可见目赤生翳；肝阳上亢，则头晕目眩；肝风内动，则可见目斜上视等。

三、中医对脂肪肝发病机制的认识

（一）脂肪肝的病因

劳逸失度、情志失调、饮食失节以及他病迁延均可引起脾肾不足、瘀血和痰浊内停，最终导致本病发生。

（1）劳逸失度　由于不良的生活方式，运动不足，使气血运行不畅，日久引起脾胃功能减弱，正气日虚。王孟英说："过逸则脾滞，脾气困滞而少健运，则饮停聚湿矣。"说明过度安逸则脾失健运，津停痰成，壅滞气血，阻于肝脉则肝气不舒、肝血瘀滞。陆九芝认为本病"须用行气健脾，导滞理气之法。"或者因生活工作节奏过快、劳神过度，使人体脏腑功能受损，久则及肾，耗损肾中精气，未老先衰，加速肾虚改变，肾虚及脾，终成痰浊瘀血。现代研究认为，久坐少动的生活方式与本病的发生有关。

（2）饮食失节　肥甘厚味食之太过，必伤脾胃，肥能生热，甘能壅中，肥性黏腻阻滞，甘性偏缓，过食肥甘则阻碍胃肠功能，脾胃气机失常，升降失司，中焦阻滞，水停湿聚，湿久化热，湿久痰生。厚味肥甘入胃肠，中阳不运，脂质浸淫脉道，血脉不利，气机失畅，气滞血瘀，肝主藏血，受之尤重。同样，过度饮酒，酒热之气可损伤脾胃，酿成湿热而蕴结体内，影响肝脏疏泄。现代医学研究表明，肝脏是脂肪代谢的重要器官，在脂类的消化、吸收、分解、合成及运输等过程中起着重要作用。当肝中合成甘油三酯的速度超过了合成极低密度脂蛋白并分泌入血液的速度时，便出现肝中甘油三酯堆积，形成脂肪肝。饮用乙醇过量能使肝内脂肪酸合成增加，诱发脂肪肝。

（3）情志失调　肝主疏泄，情志失调均可影响肝脏功能。《素问·阴阳应象大论》云："暴怒伤阴，暴喜伤阳，厥气上行，满脉去形"，肝气郁结，气滞血瘀，肝郁乘脾，脾运失健，痰浊内生，终成痰浊瘀血，流注于肝则成脂肪肝。

（4）他病失治转变　肝病迁延不愈，日久可引起肝阴亏虚，肝失濡养，痰浊瘀血更易停滞于肝。中老年体质下降，脾肾之气日虚，痰浊瘀积体内，常可引起脂肪肝，若合并消渴等症则更易致使本病的发生。现代研究认为，脂肪肝可以是一个独立的疾病，更多的是某一全身性疾病在肝脏的表现。在临床上又将脂肪肝分为原发性和继发性，前者主要与肥胖有关，后者则与许多危险因子如糖尿病、高脂血症、空肠-回肠短路手术、静脉高能营养、体重骤减、营养失调、肥胖症等有关。

（二）脂肪肝的病机

脂肪肝的中医病机可以从脾虚、肝郁、肾虚、血瘀以及他病迁延几方面探讨。

（1）脾失健运，痰浊内生　各种原因使脾失健运，不能运化津液，水湿停聚成痰，痰湿互结，流注血脉使体内血脂升高，肝主藏血，脂质积聚于肝，则成脂肪肝。痰饮的输布虽与肺、脾、肾和三焦均有关，但脾失健运是主因，因为脾为生痰之源，《证治准绳》曰："脾虚不分清浊，停留津液而痰生。"而脾失健运有内外二因：①脾气虚弱，水谷精微不布，聚而成痰浊，流注血脉，以致痰瘀互结；②湿邪困脾，恣食生冷，伤及脾阳，外感寒湿，内舍脾胃，脾不能正常运化水湿，停聚而成痰浊，脂肪肝与痰浊密不可分。痰浊阻滞，肝失疏泄，而成胁痛、胁胀、脘闷、纳差诸症。

（2）肝气郁结，气滞成瘀　情志抑郁，肝主疏泄，肝气郁结，气滞湿阻，气滞血运失畅。气机运行失常，脏腑功能均受害，出现精血津液功能的改变，又使气机不利，痰浊内停，血行失畅而瘀成，痰瘀互结。同时肝气郁滞，横逆犯脾，肝脾不和，致气血失和，痰浊丛生，久则痰瘀互阻，阻滞血脉，使之痹阻于肝脉。

（3）肾气亏虚，清浊不分　《素问·上古天真论》云："肾者主水，受五脏六腑之精而藏之。"《素问·六节脏象论》云："气和而生，津液相成，神乃自主。"说明肾主体内五液，有维持体内水液平衡的功能。肾气亏虚，气化失司，肾气虚不能温煦脾阳，则津液内停，清阳不升，浊阴不降，清从浊化，津液内停化为痰浊。正如张景岳所言："故痰之化无不在脾，而痰之本无不在肾。"若肾阳不足，藏精与主气化功能失调，不能蒸化津液为水气，液积脂凝血脉而肥胖，聚于肝脏则成脂肪肝，脂肪肝患者中肥胖者比例高于正常人，肥胖为阳虚气化失运的表现。若房事不节，暗耗肾精，皆可成肾阴亏虚。肝肾同源，肾阴受伐，不能涵养肝阴，肝之阴血愈亏，阴虚火旺灼津成痰成瘀，或阴损及阳，气化失司，脾失健运，浊瘀停聚于肝。

（4）肝阴不足，津伤血瘀　肝脏疾患迁延不愈，日久伤及肝阴，津液不足，脉管不充，血运失畅而成瘀。气郁日久化火可劫阴伤血，如《杂病源流犀烛·肝病源流》云："气郁，由大怒气逆，或谋虑不决，皆令肝火动甚。"肝阴不足，加之其他因素，痰瘀更易积聚于肝而成脂肪肝。

（5）他脏病变，迁延及肝　人体为一整体，脏腑之间相互影响，相互传变，如《景岳全书·胁痛》云："盖胁痛之病，本属肝胆二经，以二经之脉皆循胁肋故也。然而心肺脾胃肾与膀胱亦皆有胁痛之病，此非诸经皆有此证但以邪在诸经，气逆不解，必以次相传。"说明他脏疾病日久，尤其消渴、胸痹等病，易引起体内血脂失于正常运化，积于血中则为痰为瘀，形成高脂血症，痹阻于肝，则为脂肪肝。

四、脂肪肝的辨证分型及临床表现

脂肪肝的辨证分为肝郁气滞证、肝郁脾虚证、痰湿内阻证、湿热蕴结证、痰瘀互结证、脾肾两虚证型。各证型的临床表现如下。

（1）肝郁气滞证　形体偏胖，自觉胁肋部胀闷，胸闷不舒服，心情欠佳时胀痛加重，或者易急躁、容易生气，喜欢叹气，容易失眠，胃口差、进食少，大便时干时稀，精神体力下降，腹部胀满，或者女性月经来前会发生乳房胀痛，行经时有痛经，舌色淡红，舌苔薄白，脉弦，轻则如按琴弦，重则如按弓弦。

（2）肝郁脾虚证　形体偏胖，胁肋部胀痛，心烦，容易生气、疲惫，喜太息，女性乳房胀痛或结块，口淡胃口差，饭后胃脘部或者腹部痞塞胀满，经常打饱嗝、恶心想吐，大便糊状，不成形，舌色淡红，舌苔薄白，边有齿痕，脉弦略细。

（3）痰湿内阻证　胁肋部胀闷不适，胃脘痞满，闷塞不舒，胸膈满闷，形体肥胖，纳呆，口淡不渴，或时有恶心呕吐，头晕目眩，头重如裹或全身沉重爱睡觉，小便清，大便溏软；舌淡红，舌体胖大，边有齿痕，苔白厚腻，脉沉滑。

（4）湿热蕴结证　时感肝区闷闷不舒服，胁肋胀闷疼痛，形体肥胖油腻，身体困重，不爱运动，口干苦、口中黏滞或口臭，腹部或胃脘部痞塞、胀满或疼痛，胃口差，时感恶心欲呕，大便干结难解或大便黏滞不畅，小便黄或身体、眼睛发黄，舌质红，舌苔黄腻，脉弦滑或滑数。

（5）痰瘀互结证　胁肋部刺痛或钝痛、痛处固定，或胁下可扪及积块，时有肢体麻木，女性会出现月经量减少、颜色暗或夹血块，面色晦暗，可见朱砂掌、蜘蛛痣或胸前毛细血管扩张，伴有形体肥胖，胸脘痞满，喜咯吐痰涎或喉中如有物梗塞，食欲缺乏、厌油腻，四肢沉重。舌质暗红或有瘀点、紫斑，舌体胖大，边有齿痕，苔腻，脉弦滑或脉涩，脉搏滞涩不顺畅。

（6）脾肾两虚证　右胁下隐痛或胁下有痞块，面浮肢肿，形胖肢冷，平时容易怕冷，手脚冰凉，腰膝酸软，容易疲惫无力，耳鸣耳聋，肚子冷痛，进食量少，大便常稀糊、泄泻，泻出物多为不消化食物，小便清长或夜尿频数，舌质淡、胖大，苔白湿润，脉沉细，重按方能察觉，脉搏跳动速度较慢。

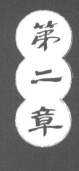

第二章

脂肪肝的诊断

第一节
西医如何诊断脂肪肝

一、如何询问病史

详细的病史记录能够帮助医生更准确地判断患者病情及预后情况，也能够为进一步治疗提供更详尽的方案。

1. 体质量及腰围变化情况

随着生活水平的提高，肥胖者正在逐渐增加，尤其是中年男性社交活动多，不注意控制饮食，加上工作繁忙，户外活动少，更易导致肥胖。体质指数（BMI）是目前国际上常用的衡量人体胖瘦程度以及是否健康的一个标准，而腰围则更能明确反映腹部脂肪堆积情况。近期体质指数和腰围的增加与非酒精性脂肪性肝病发病有关，腰围比 BMI 更能准确地预测脂肪肝。询问病史时，首先应该询问体质指数及腰围变化情况，了解患者是否有脂肪肝倾向。

2. 饮食偏好及不良嗜好

暴饮暴食、过食油腻是造成肥胖的主要原因之一，应当详细询问患者平素饮食习惯及偏好，记录患者的饮食（总量和膳食结构）。对于不良嗜好也应详细询问，如饮酒史、吸烟史、是否有宵夜习惯及是否长期熬夜等。饮酒史的询问包括饮酒年限、饮酒频次、饮酒种类及每次饮酒量，计算日均饮酒量和饮酒持续时间，当怀疑过量饮酒或酒精滥用时，应使用酒瘾问题自填式筛查问卷等结构式问卷。

3. 既往疾病情况

脂肪肝的危险因素除肥胖外，还与高脂血症、糖尿病、高血压病、痛风等慢性疾病有关，被认为是代谢综合征的肝脏表现。所以，在询问病史时，应当询问既往是否有其他慢性疾病史，如甲状腺功能减退症、炎症性肠病、库欣综合征等可导致肝脂肪变性的特殊疾病；排除丙型肝炎病毒感染、自身免疫性肝病、原发性血色病、α1 抗胰蛋白酶缺乏症和肝豆状核变性等引起的肝脂肪变性。

4. 用药情况

部分药物可导致脂肪肝。肝脏担负着分解药物的作用，药物进入肝脏，分解过程中产生的一些物质会损害肝脏，造成肝脏脂肪堆积，进而形成脂肪肝。某些药物或化学毒物通过抑制蛋白质的合成而致脂肪肝，如四环素、肾上腺皮质激素、嘌呤霉素、环己胺、依米丁以及含砷、铅、银、汞元素的药物等。降脂药也可通过干扰脂蛋白的代谢而形成脂肪肝。所以在询问病史时，应该详细询问用药情况，包括用法、用量、用药疗程等，排除药物引起的脂肪肝。

5. 家族史

根据脂肪肝的"多重打击假说"认为，遗传因素（家族聚集、种族、基因突变等）和环境因素（胰岛素抵抗、肠道菌群紊乱、脂肪细胞因子失调及氧化应激等）共同导致了非酒精性脂肪性肝病的发生及发展。所以，应询问家族里是否有肥胖、脂肪肝患者或因脂肪肝导致的肝硬化、肝癌史。

二、全面体格检查

1. 一般情况

医生应从面容表情和意识等判断患者精神状态，并从患者外形来评估其发育及营养状况，并常规测量身高（m）和体重（kg），计算 BMI。

2. 皮肤黏膜情况

观察患者皮肤黏膜及巩膜是否黄染，胸前毛细血管是否扩张，有无肝掌及蜘蛛痣等。

3. 腹部检查

（1）腹部视诊　观察患者腹部外形。腹部外形可分为膨隆型、平坦型、凹陷型，正常人常见为平坦型，腹膨隆型见于腹型肥胖者、孕妇、大量腹水及腹腔内占位性病变者等，大量腹水患者可见蛙状腹。肝硬化门脉高压患者应观察是否有腹壁静脉曲张。除此之外还应观察患者腹部皮肤、脐及腹式呼吸，是否有胃肠型及蠕动波等情况。

（2）腹部触诊　据检查部位和目的的不同，可用浅部或深部触诊法，触诊的内容包括腹部皮肤弹性、皮疹颜色及加压后变化、腹壁静脉血流方向、腹壁紧张度、压痛和反跳痛、有无腹部包块、液波震颤及肝脾等腹腔脏器情况。

① 压痛及反跳痛：检查者位于患者右侧，触诊手法应柔软，由浅入深，从健康部位开始，渐移向病变区域，一般先从左下腹部开始，循逆时针，由下而上，先左后右，按各区仔细触诊。触及压痛时，考虑腹腔内脏器病变，如胃炎、胃溃疡、十二指肠溃疡等。触及反跳痛时常提示腹腔内感染，如肝硬化腹水自发性腹膜炎患者、消化道穿孔、阑尾炎等。

② 肝脏触诊：肝脏触诊用于检查肝脏下缘的位置和肝脏的质地、边缘、表面及血管搏动等。触诊时，被检者处于仰卧位，并屈髋屈膝使腹壁放松，做慢而深的腹式呼吸使肝脏随着呼吸上下移动。检查者站于被检者右侧用单手或双手触诊。单手触诊法较为常用，检查者将右手四指并拢，掌指关节伸直，自髂前上棘

连线水平、右腹直肌外侧开始，自下而上，逐渐向右季肋缘移动，患者呼气时，腹壁松弛并下降，手指向腹壁深部加压，吸气时，手指缓慢抬起，朝肋缘向上迎触下移的肝缘。如此反复进行，手指逐渐向肋缘移动，直到触及肝缘或肋缘为止，需在右锁骨中线上及前正中线上，分别触诊肝缘并在平静呼吸时分别测量其与肋缘或剑突根部的距离。腹壁较肥厚或肝缘不易触及时，可采用双手触诊。

正常成人的肝脏，一般在肋缘下触不到，腹壁松软的瘦长体形者，于深吸气时可于肋弓下触及肝下缘，但在 1cm 以内，在剑突下可触及肝下缘，多在 3cm 以内，腹上角较锐的瘦长体形者剑突根部下可达 5cm。肝脏质地分为质软、质韧（中等硬）和质硬，如触之柔软似口唇者为质软，触之如鼻尖者为质韧，触之如额头者为质硬；正常肝表面光滑，边缘整齐，且薄厚一致，且无压痛。脂肪肝患者多表现为肝脏肿大而质地较软，若发展至肝硬化则质地变硬。

③ 脾脏触诊：是用于检查腹部脾脏是否正常的一项辅助检查方法。正常情况下脾脏不能触及，一旦触及，即提示脾脏肿大至正常 2～3 倍。临床上以双手触诊法应用居多。被检者仰卧，屈髋屈膝使腹壁放松，检查者左手绕过被检者腹前方，手掌置于其左胸下部分第 9～11 肋处，将后胸向前推动并与拇指共同限制胸廓运动。右手掌平放于脐部，自脐平面开始触诊，与左肋弓大致成垂直方向，如同触诊肝脏一样，配合呼吸，逐步向上，迎触脾尖，直至左肋缘。在脾脏轻度肿大而仰卧位不易触及时，可嘱被检者取右侧卧位，双下肢屈曲，再用双手触诊容易触及。

一般将脾肿大分为轻、中、高三度。深吸气时，脾缘不超过肋下 2cm，为轻度肿大；超过 2cm 至脐水平线以上，为中度肿大；超过脐水平线或前正中线则为高度肿大，亦称巨脾。临床上，肝硬化患者常伴有脾肿大，故怀疑肝硬化患者应当做此检查。

④ 液波震颤：腹腔内有大量游离液体（≥3000ml）时，如用手指叩击腹部，可感到液波震颤。检查时被检者平卧，检查者以一手掌面贴于患者一侧腹壁，另一手四指并拢屈曲，用指端叩击对侧腹壁（或以指端冲击式触诊），如有大量的液体存在，则贴于腹壁的手掌能感受到液体波动冲击，即波动感。为防止腹壁本身的震动传至对侧，可让另一人将手掌尺侧缘压于被检者脐部腹中线上即可。

（3）腹部叩诊　叩诊主要作用在于了解某些脏器的大小、部位和疼痛情况，胃与膀胱的扩大程度，胃肠道充气情况，腹腔内有无积气、积液和包块等。

① 腹部叩诊音：其操作方法是正常腹部除肝、脾所在部位叩诊呈浊音或实音外，其余部位叩诊均为鼓音。明显的鼓音可见于胃肠高度胀气、人工气腹和胃肠穿孔等。肝脾或其他实质性脏器极度增大、腹腔内肿瘤和大量腹水时，鼓音范围缩小，病变部位可出现浊音或实音。

② 肝脏叩诊：肝上、下界叩诊是对肝脏正常所在的位置进行力度适中的叩

击，对发出的是浊音或清音进行是否有病变的初步判断的一种检查方法。

a. 确定肝上界：一般是沿右锁骨中线、右腋中线和右肩胛线，由肺区向下叩向腹部。叩指用力要适当，勿过轻或过重。当由清音转为浊音时，即为肝上界。此处相当于被肺遮盖的肝顶部，故又称肝相对浊音界。再向下叩 1～2 肋间，则浊音变为实音，此处的肝不再为肺遮盖而直接贴近胸壁，称肝绝对浊音界（亦为肺下界）。

b. 确定肝下界：一般是由腹部鼓音区沿右锁骨中线或正中线向上叩，由鼓音转为浊音处即是肝下界。但因肝下界与胃、结肠等重叠，很难叩准，故多用触诊与叩诊相结合来确定，一般叩得的肝下界比触得的肝下缘高 1～2cm，但若肝缘明显增厚，则两项结果较为接近。

③ 脾脏叩诊：脾脏叩诊检查是用于检查腹部脾脏是否正常的一项辅助检查方法。当脾脏触诊不满意或在左肋下触到很小的脾缘时，宜用脾脏叩诊进一步检查脾脏大小。脾浊音区的叩诊宜采用轻叩法，在左腋中线上进行。正常时在左腋中线第 9～11 肋叩到脾浊音，其长度约为 4～7cm，前方不超过腋前线。脾浊音区扩大见于各种原因所致之脾肿大。脾浊音区缩小见于左侧气胸、胃扩张、肠胀气等。

④ 移动性浊音：移动性浊音为临床上检查腹腔有无积液的常用方法。原理是腹腔内积聚液体较多时（＞1000ml），在被检者取仰卧位叩诊时，液体因重力作用积聚于腹腔低处，含气的肠管漂浮其上，故叩诊腹中部呈鼓音，腹部两侧呈浊音；当被检者取侧卧位时，液体积聚于下部，肠管上浮，下侧腹部转为浊音，上侧腹部则为鼓音。移动性浊音阳性说明有腹腔积液。

4. 双下肢水肿检查

脂肪肝患者可有双下肢肥胖，故应注意区分双下肢肥胖与水肿的不同，当皮下组织间隙中有过多体液积聚时，皮肤苍白、肿胀、皱纹变浅，局部温度较低，弹性差，用手指按压局部（如内踝、胫前区）皮肤，如果出现凹陷，称为凹陷性水肿或显性水肿。在手指松开后，这种凹陷须数秒至 1 min 方能平复。这是由于凹陷性水肿时，皮下组织间隙中有较多的游离液体因按压局部压力增高，使游离液体移向压力较低处，故出现凹陷，手指松开后，游离液体回复到原处的时间即为凹陷平复的时间。常见于右心衰竭、肝硬化大量腹水等患者。

三、影像学检查

B 超、CT 和 MRI 检查，可判断脂肪肝的有无和肝内脂肪分布类型，明确有无明显肝硬化、肝内占位性病变（如囊肿、血管瘤、肝癌）、胆囊炎、胆石症、肝脾肿大、腹水等情况。

1. B 超检查

B 超对弥漫性脂肪肝的诊断敏感性较高，其安全无创、价格低廉、操作简单，适合各级医院推广使用，是初步筛查及随访的首选。但其缺点也很明显。

（1）对轻度脂肪肝不敏感，漏诊率高。

（2）不能明确炎症和纤维化的有无。

（3）受操作者依赖性和主观性影响。

（4）无法准确定量及反映肝脏脂肪含量变化，难以用于疗效随访。

B 超诊断弥漫性脂肪肝（图 2-1）应具备以下 3 项腹部超声表现中的 2 项。

（1）肝脏近场回声弥漫性增强（"明亮肝"），回声强于肾脏。

（2）肝内管道结构显示不清楚。

（3）肝脏远场回声逐渐衰减。

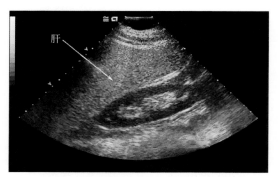

图 2-1 弥漫性脂肪肝的 B 超诊断

依据 B 超检查中回声波衰减的程度，可将脂肪肝分为三度：

（1）轻度脂肪肝 表现为近场回声增强，远场回声衰减不明显，肝血管状结构仍可见。

（2）中度脂肪肝 前场回声增强，后场回声衰减，管状结构模糊。

（3）重度脂肪肝 近场回声显著增强，远场回声明显衰减，管状结构不清楚，无法辨认。

2. CT 检查

CT 诊断脂肪肝主要通过肝/脾 CT 比值，肝脏 CT 值随着脂肪变性加重而降低，特异性可能高于 B 超，对于中重度脂肪肝患者的灵敏度高达 73%～100%，特异度高达 95%～100%。但其价格昂贵，除肝脏脂肪组织外，还受元素铁、铜、肝糖原、纤维化或水肿等多方面的影响，对于轻微脂肪肝灵敏度较低，且患者在检查时不可避免地需要接触 X 线，不适合长期随访。故常用于验证 B 超发现的局灶性脂肪肝、弥漫性脂肪肝伴正常肝岛，以及脂肪肝合并肝占位性病变，以免漏诊肝脏恶性肿瘤。

CT 诊断脂肪肝（图 2-2）的主要依据为：肝脏密度普遍降低，肝 / 脾 CT 值之比小于 1.0。轻度：肝 / 脾 CT 比值＜1.0 且＞0.7。中度：肝 / 脾 CT 比值≤0.7 但＞0.5。重度：肝 / 脾 CT 比值≤0.5。

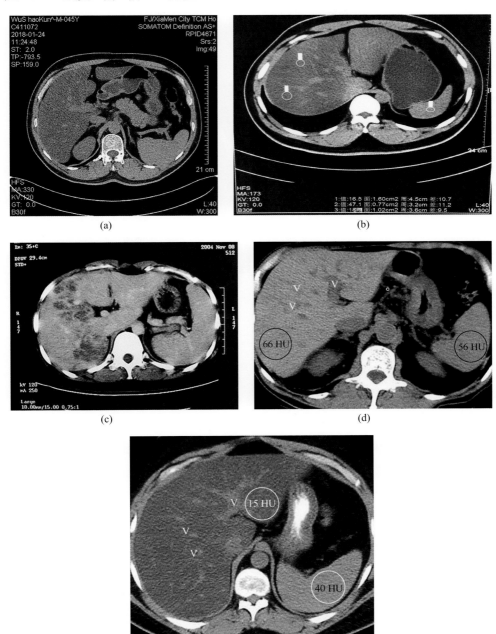

图 2-2　CT 脂肪肝表现

3. MRI 检查

MRI 对于诊断脂肪肝较 CT 更加准确，其无骨伪影，分辨率较高，无放射性损伤，且可根据需求选择不同信号作为参考，肝脏 1H-MRS 是国际上公认的无创定量方法。但其价格十分昂贵，对于身体中有金属的患者属于绝对禁忌证，对于临床技术要求高，不适合用于大规模人群筛查。常用于脂肪肝合并肝占位性病变，明确占位性质，排查肝脏恶性肿瘤。见图 2-3。

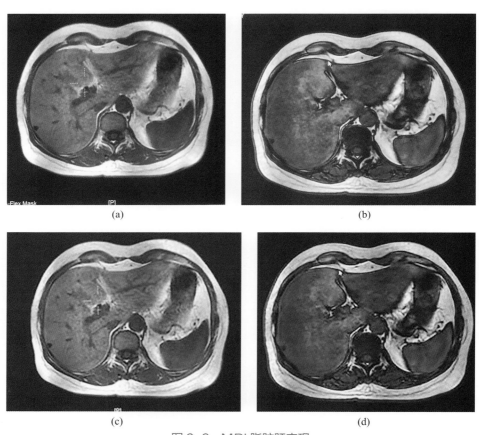

图 2-3　MRI 脂肪肝表现

4. FibroScan 检查

在影像学检查中，目前较热门的是 FibroScan 肝脏瞬时弹性检测技术。FibroScan 技术安全、可靠、易操作、可重复性好，已被广泛应用于各种慢性肝病的诊断、疗效判断以及随访预测，但其受肝炎活动及其他因素干扰较大，故临床只能当做参考。其检查分为两个部分：

（1）测定肝脏硬度　瞬时弹性记录仪可以敏感地判断慢性肝病患者是否存在肝纤维化和肝硬化。肝脏弹性值越大，提示肝纤维化程度越重，将来发生肝硬化并发症的风险越大。随访过程中，若肝脏弹性值下降，提示肝纤维化减轻，肝癌风险降低。肝脏硬度值越高提示肝纤维化程度越重。肝硬度值（kPa）可分为4级，F0-F1为正常，F2为轻度肝纤维化，F2-F3为中度肝纤维化，F3为间隔纤维化，F3-F4为进展期肝纤维化，F4为肝硬化，可参考图2-4。

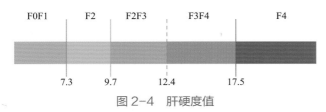

图2-4 肝硬度值

（2）测定肝脂肪变程度 瞬时弹性记录仪利用超声在脂肪组织中传播出现显著衰减的特征，通过受控衰减参数（Controlled Attenuation Parameter，CAP）来评估肝组织的脂肪变数值。CAP值越大，表示脂肪变数值越大。其对肝脏脂肪病变的敏感性较高，可参考下图2-5。

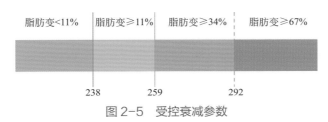

图2-5 受控衰减参数

总而言之，B超、CT等影像学检查无法敏感地检出轻度脂肪肝和早期肝硬化，不能区分单纯性脂肪肝与脂肪性肝炎，也不能提示脂肪的病因。同时，脂肪肝的影像学特征是非特异性的，影像学专家对图像判断的一致性也有待提高。

四、血液学检查

1. 参考检测指标

（1）空腹胰岛素（FINS） 通过稳态模型评估胰岛素抵抗（IR）指数［（homeostatic model assessment，HOMA-R）＝空腹血糖（FBG）×空腹胰岛素（FINS）/22.5］判断胰岛素敏感性及糖尿病风险，HOMAIR大于2.69判断为有胰岛素抵抗。

（2）全血黏度、血脂、血糖、尿微量白蛋白、血同型半胱氨酸、血尿酸等检测代谢综合征有关组分。

（3）血清铁蛋白、超敏C反应蛋白（CPR）、肿瘤坏死因子（TNF）α、白介素（IL）-6、脂联素、瘦素和细胞角蛋白（CK）18等，评估肝脏炎症程度。

（4）血清酶学指标 例如ALT、AST、GGT和碱性磷酸酶。

（5）HBsAg（阳性者检测HBV DNA）、抗-HCV（阳性者检测HCV RNA）、

抗核抗体。

（6）包括 TG、低密度脂蛋白胆固醇（HDL-C）、低密度脂蛋白胆固醇（LDL-C）的血脂谱。

（7）静脉空腹血糖（FPG）和糖化血红蛋白　如果 FPG≥5.6 mmol/L 且无糖尿病史者则做口服 75g 葡萄糖耐量试验（oral glucose tolerance test，OGTT）。

2. 具体选择

（1）B 超和 FibroScan/FibroTouch 等影像学检查提示脂肪肝者，需进行血常规、肝功能、血脂、血糖等血液学检查；血清转氨酶升高的脂肪肝患者，还需抽血检测乙肝病毒表面抗原、抗丙肝抗体（抗 -HCV）、抗核抗体（ANA）、空腹血糖（FBG）、口服葡萄糖耐量试验、抗平滑肌抗体（ASMA）、抗线粒体抗体（AMA）、抗肝肾微粒体抗体（抗 -LKMA）、铜蓝蛋白等指标，以确定脂肪肝的病因和病变程度。

（2）常规检测项目包括全血细胞计数；肝功能生化指标；血脂全套；FPG 和糖化血红蛋白，FPG≥5.6mol/L，且无糖尿病史者应做口服 75g 葡萄糖耐量试验；血尿酸。

（3）对于临床诊断的非酒精性脂肪性肝病患者，可供选择的参考指标包括：

① 根据 FPG 和胰岛素计算稳态模型评估 IR 指数（homeostatic model assessment，HOMA-IR），根据 OGTT 判断餐后血糖调节能力和胰岛素敏感性。

② 全血黏度、超敏 C 反应蛋白，尿酸以及尿微量白蛋白等检测代谢综合征有关组分。

③ 血清总胆红素、白蛋白以及凝血酶原时间反映肝脏功能贮备，疑似肝硬化的患者行胃镜筛查食管–胃底静脉曲张并检测甲胎蛋白筛查肝癌。

④ 颈部血管彩色多普勒超声检测动脉硬化。

⑤ 肝脏超声检查结论不清，特别是不能排除恶性肿瘤时，做 CT 和 MRI 检查。

⑥ 相关检查明确有无铁负荷过重、睡眠呼吸暂停综合征、多囊卵巢综合征、甲状腺功能减退症、垂体前叶功能减退症等情况。

（4）用于预测非酒精性脂肪性肝炎或肝纤维化的生化指标及评分系统迅速发展。血清转氨酶水平升高有助于非酒精性脂肪性肝病的筛查，但并不是反映非酒精性脂肪性肝病严重程度的指标。最近，细胞角蛋白（CK18）片段作为诊断非酒精性脂肪性肝炎的一种新型生物标志物而被广泛研究。然而，临床实践中并无实用的替代标志物用于诊断非酒精性脂肪性肝炎。此外，非酒精性脂肪性肝病纤维化评分及增强的肝纤维（ELF）指标组合是预测肝纤维化的评分系统，但其对于轻度肝纤维化诊断的准确性差。非酒精性脂肪性肝病纤维化评分可预测肝纤维的严重程度，是基于 6 个易于获取的临床变量如血小板计数、白蛋白、谷草转氨

酶 / 谷丙转氨酶（AST/ALT）比率，并可使用已发布的公式计算变量的评分系统。非酒精性脂肪性肝病纤维化评分［积分 =1.675+0.037× 年龄（岁）+0.094×BMI（kg/m²）+1.13× 糖调节受损 / 糖尿病（是 =1，否 =0）+0.99×AST/ALT 比值0.013× 血小板（×10⁹/L）0.66× 白蛋白（g/dl）］，有助于判断非酒精性脂肪性肝病患者进展性肝纤维化的有无。非酒精性脂肪性肝病纤维化评分分界值下限（−1.455），可以提高进展性肝纤维化阴性诊断的准确性（评估组和验证组阳性预测率分别为93% 和 88%）；采用分界值上限（0.676），可以提高进展性肝纤维化阳性诊断的准确性（评估组和验证组阳性预测率分别为 90% 和 82%）。

五、肝活检病理学检查

无创伤性检查并不能完全代替病理学检查，肝脏病理学检查有助于了解肝脏疾病的病因和发病机制，明确肝脂肪变、炎症及纤维化程度，从而完善治疗方案、评估疗效和判断预后。此外，病理学描述还可为慢性肝病提供肝脂肪变程度、肝炎活动分级、肝纤维化分期的量化指标。

肝穿刺活检术的成功率高达 95%，确诊率为 70%～90%，为诊断的金标准，是区分非酒精性脂肪性肝病与非酒精性脂肪性肝炎以及明确非酒精性脂肪性肝病分级、分期的唯一方法。

（一）酒精性脂肪性肝病

酒精性肝病诊断中肝活检组织学评估主要用于：

（1）临床诊断为重度酒精性肝炎考虑类固醇激素治疗的患者。

（2）常规检查和诊断性治疗仍未明确脂肪性肝炎的诊断者。

（3）入选药物临床试验以及强烈要求了解肝病性质的患者，可以考虑肝活体组织学检查。

（4）具有年龄≥50 岁、合并代谢综合征、合并其他慢性肝病、FibroScan 测定肝脏硬度≥9.6kPa 等危险因素的患者。

酒精性肝病的病理学改变主要为大泡性或大泡性为主伴小泡性的混合性肝细胞脂肪变性。依据病变肝组织是否伴有炎症反应和纤维化，可分为单纯性脂肪肝、酒精性肝炎、肝纤维化和肝硬化。酒精性肝病的病理学诊断报告应包括肝脂肪变程度（F0-4）、炎症程度（G0-4）、肝纤维化分级（S0-4）。

1. 单纯性脂肪肝

依据脂肪变性肝细胞占肝组织切片的比例，依据肝细胞脂肪变性占据所获取肝组织标本量的范围，分为 5 度即 F0～F4（图 2-6）：F0，<5% 肝细胞脂肪变性；F1，5%～33% 肝细胞脂肪性；F2，33%～66% 肝细胞脂肪变性；F3，66%～75% 肝细胞脂肪变性；F4，75% 以上肝细胞脂肪变性。

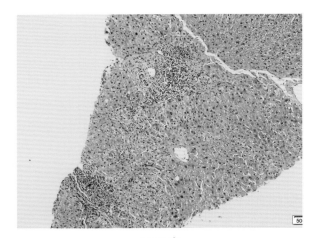

(a) F0 度

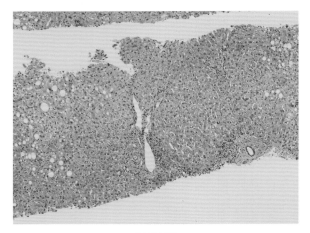

(b) F1 度

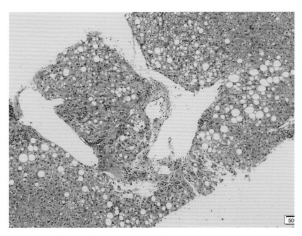

(c) F2 度

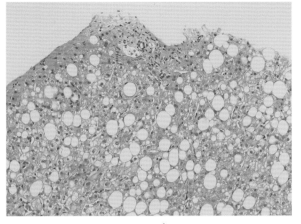

(d) F3 度

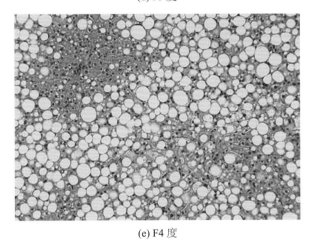

(e) F4 度

图 2-6　单纯性脂肪肝分度

2. 酒精性肝炎和肝纤维化

酒精性肝炎的肝脂肪变性程度与单纯性脂肪肝一致，分为 5 度（F0~4），依据炎症程度分为 4 级（G0~4）：G0 无炎症；G1 腺泡 3 带呈现少数气球样肝细胞，腺泡内散在个别点灶状坏死和中央静脉周围炎，G2 腺泡 3 带明显气球样肝细胞，腺泡内点灶状坏死增多，出现 Mallory 小体，门管区轻至中度炎症，G3 腺泡 3 带广泛的气球样肝细胞，腺泡内点灶状坏死明显，出现 Mallory 小体和凋亡小体，门管区中度炎症伴和（或）门管区周围炎症；G4 融合性坏死和（或）桥接坏死。

依据纤维化的范围和形态，肝纤维化分为 5 期（S0~4）：S0 无纤维化；S1 腺泡 3 带局灶性或广泛的窦周 / 细胞周纤维化和中央静脉周围纤维化；S2 纤维化扩展到门管区，中央静脉周围硬化性玻璃样坏死，局灶性或广泛的门管区星芒状纤维化；S3 腺泡内广泛纤维化，局灶性或广泛的桥接纤维化，S4 肝硬化。

酒精性肝病的病理学诊断报告需包括肝脂肪变性程度（F0～4）、炎症程度（G0～4）、肝纤维化分级（S0～4）。

3.肝硬化

肝小叶结构完全毁损，代之以假小叶形成和广泛纤维化，为小结节性肝硬化。根据纤维间隔有否界面性肝炎，分为活动性和静止性。

（二）非酒精性脂肪性肝病

非酒精性脂肪性肝病的组织学特征是大泡样脂肪变性，进一步被区分为非酒精性脂肪肝（nonalcoholic fatty liver，NAFL）和非酒精性脂肪性肝炎（nonalcoholic steatohepatitis，NASH）。通常情况下，非酒精性脂肪肝被认为良性、无进展，而非酒精性脂肪性肝炎可进展为肝硬化，甚至肝细胞性肝癌（HCC）。NASH 的组织学特征包括肝细胞脂肪变性，伴随肝细胞损伤（气球样变性）和炎症。非酒精性脂肪性肝病除了能量过度摄入外，还有几个原因，包括：内分泌疾病、严重营养不良和药物不良反应。当进展至终末期肝硬化时，非酒精性脂肪性肝炎失去其组织学特征，这被称为耗竭型非酒精性脂肪性肝炎（burned-out NASH）。

病理学诊断：非酒精性脂肪性肝病病理特征为肝腺泡 3 区大泡性或以大泡为主的混合性肝细胞脂肪变，伴或不伴有肝细胞气球样变、小叶内混合性炎症细胞浸润以及窦周纤维化。与成人不同，儿童非酒精性脂肪性肝炎汇管区病变（炎症和纤维化）通常较小叶内严重。推荐非酒精性脂肪性肝病的病理学诊断和临床疗效评估参照美国国立卫生研究院非酒精性脂肪性肝炎临床研究网病理工作组指南，常规进行非酒精性脂肪性肝病活动度积分（NAFLD activity score，NAS）和肝纤维化分期。

NAS 积分（0～8 分）：

（1）肝细胞脂肪变性　0 分（<5%）；1 分（5%～33%）；2 分（34%～66%）；3 分（>66%）。

（2）小叶内炎症（20 倍镜计数坏死灶）　0 分，无；1 分（<2 个）；2 分（2～4 个）；3 分（>4 个）。

（3）肝细胞气球样变　0 分，无；1 分，少见；2 分，多见。

NAS 为半定量评分系统而非诊断程序，NAS<3 分可排除 NASH，NAS>4 分则可诊断 NASH，介于两者之间者为 NASH 可能。规定不伴有小叶内炎症、气球样变和纤维化但肝脂肪变>33% 者为 NAFL，脂肪变达不到此程度者仅称为肝细胞脂肪变。肝纤维化分期（0～4）：0，无纤维化；1a，肝腺泡 3 区轻度窦周纤维化；1b，肝腺泡 3 区中度窦周纤维化；1c，仅有门脉周围纤维化；2，腺泡 3 区窦周纤维化合并门脉周围纤；3，桥接纤维化；4，高度可疑或确诊肝硬化，包括 NASH 合并肝硬化、脂肪性肝硬化以及隐源性肝硬化（因为肝脂肪变性和炎症随着肝纤维化进展而减轻）。不要轻易将没有脂肪性肝炎组织学特征的隐源性肝硬化归因于 NAFLD，必须寻找有无其他可能导致肝硬化的原因。

NAFLD 诊断中肝活检组织学评估主要用于：

（1）经常规检查和诊断性治疗仍未能明确诊断的患者。

（2）有进展性肝纤维化的高危人群但缺乏临床或影像学肝硬化证据者。

（3）入选药物临床试验和诊断试验的患者。

（4）由于其他目的而行腹腔镜检查（如胆囊切除术、胃捆扎术）的患者。

（5）患者强烈要求了解肝病的性质及其预后。肝活检的费用和风险应与估计预后和指导治疗的价值相权衡，肝组织学评估要考虑标本和读片者误差等因素。

NAFL 是组织学上有脂肪肝但无肝细胞损伤（无气球样变）的证据。

NASH 存在肝脂肪变性、炎症以及肝细胞损伤（气球样变）。NAFLD/NASH 有 3 个重要的病理分类，即 Matteoni 分类、Brunt 分类及 NAFLD 活动性评分（NAS）。

（1）Matteoni 分类将 NAFLD 根据组织学特点分为 4 组　1 型：单纯性脂肪变性。2 型：脂肪变性合并小叶炎症。3 型：脂肪变性合并肝细胞气球样变。4 型：3 型基础上同时合并 MalloryDenk 小体或纤维化。1 型、2 型 NAFLD 是良性病程，而 3 型或 4 型 NAFLD 是进展性病程。基于此差异 Matteoni 分类将 1 型、2 型 NAFLD 的组织学形式定义为非 NASH，3 型、4 型为 NASH。然而，此分类方法并不包括 NASH 严重程度或模式的评估。

（2）Brunt's 分类　是 1999 年由 Brunt 等提出的一种 NASH 半定量分级和分期系统。该分类仅适用于 NASH。

（3）NAS 评分　是 2005 年临床研究网络病理学委员会基于 Brunt's 分类制定并验证的组织学评分系统，是一种半定量检测方法，可判断治疗应答或疾病进展。NAS 系统涵盖了 NAFLD 疾病谱，并且同时适用于成人和儿童。NAS 积分是由肝细胞脂肪变性（0~3 分）、小叶内炎症（0~3 分）和肝细胞气球样变（0~2 分）的加权总和计算得出。NAS≥5 分可诊断为 NASH，NAS<3 分排除 NASH，NAS 3~4 分为 NASH 可能。肝纤维化分期（0~4）：1 期为静脉周区窦周纤维化（1a 为轻度，1b 为中度），仅有门脉周围纤维化为 1c；2 期为窦周纤维化合并门脉周围纤维化；3 期为桥接纤维化；4 期为肝硬化。确诊 NASH 并不总与 NAS 评分有关。因此，临床病理学医师应鼓励不使用 NAS 评分作为 NASH 的诊断分类方法。

六、各种类型脂肪肝的诊断标准

（一）酒精性肝病（ALD）

酒精性肝病指长期大量饮酒所导致肝脏疾病，一开始表现为脂肪肝，进一步发展成为酒精性肝炎、酒精性肝纤维化及酒精性肝硬化。我国酒桌文化盛行，许多人认为喝酒不会对健康产生很大影响，殊不知严重酗酒者很可能会导致肝细胞大面积损害，甚至出现肝衰竭。戒酒是治疗酒精性脂肪肝病最重要的措施，部分患者在戒酒后肝细胞在一段时间能仍然会受到进一步损害，故戒酒应该越早越好。

1. 临床症状

酒精性肝病的临床表现也不典型，以乏力、恶心欲呕、腹胀、食欲下降为主，部分患者可出现皮肤发黄、眼白变黄和体重明显减轻。严重者则可出现肝掌、蜘蛛痣等症状。

2. 诊断标准

（1）有长期大量饮酒史　一般饮酒史超过 5 年，男性饮酒量折合乙醇量≥40g/d（相当于每天饮用 500ml 酒精度 3.5% 的啤酒 3 瓶），女性≥20g/d（相当于每天饮用 500ml 酒精度 3.5% 的啤酒 1.5 瓶）。或者 2 周内有大量饮酒史，摄入酒精折合乙醇量≥80g/d（相当于每天饮用 500ml 酒精度 3.5% 的啤酒 6 瓶），要注意性别及体质等，乙醇量（g）计算公式 = 饮酒量（ml）× 酒精度（%）×0.8。

（2）出现上腹胀闷、乏力、食欲下降、恶心厌食等不适症状。

（3）抽血检查发现谷丙转氨酶（ALT）、谷草转氨酶（AST）或者 γ- 谷氨酰转肽酶（GGT）、总胆红素（TB）、凝血酶原时间（PT）、平均红细胞容积（MCV）等指标升高，且以 AST、GGT 升高为主，通常 AST 升高是 ALT 的两倍以上，是酒精性肝病特点，通常戒酒后这些指标都会快速下降，仅 GGT 下降缓慢。

（4）腹部 B 超或者 CT 提示有脂肪肝病变（图 2-7）。

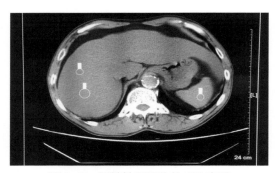

图 2-7　酒精性肝硬化的 CT 表现

（5）应排除病毒性肝炎、药物性肝炎、自身免疫性肝病等其他因素导致的肝脏疾病。

满足以上 1、2、5 项，且 3、4 项检查满足其中一项就可以诊断为酒精性肝病。

3. 临床分型

符合酒精性肝病临床诊断标准者，其临床分型诊断如下。

（1）轻症酒精性肝病　肝脏生物化学指标，影像学和组织病理学检查基本正常或轻微异常。

（2）酒精性脂肪肝　影像学诊断符合脂肪肝标准，血清 ALT、AST 或 GGT 可轻微异常。

（3）酒精性肝炎　是短期内肝细胞大量坏死引起的一组临床病理综合征，可发生于有或无肝硬化的基础上，主要表现为血清 ALT、AST 升高和血清 TBil 明显增高，可伴有发热、外周血中性粒细胞升高。重症酒精性肝炎是指酒精性肝炎患者出现肝功能衰竭的表现，如凝血机制障碍、黄疸、肝性脑病、急性肾功能衰竭、上消化道出血等，常伴有内毒素血症。

（4）酒精性肝硬化　有肝硬化的临床表现和血清生物化学指标的改变。

（二）非酒精性脂肪肝病（NAFLD）

NAFLD 是一种与胰岛素抵抗（insulin resistance，IR）和遗传易感密切相关的代谢应激性肝脏损伤，其病理学改变与酒精性脂肪肝病（alcoholic liver disease，ALD）相似，但患者无过量饮酒史，疾病谱包括非酒精性单纯性脂肪肝（nonalcoholic simple fatty liver，NAFL）、非酒精性脂肪性肝炎（nona lcoholic steatohepatitis，NASH）及其相关肝硬化和肝细胞癌。NAFLD 依据病因可分为原发性和继发性。原发性多由 IR、多源性代谢紊乱、肥胖和代谢性综合征等；继发性多由于营养不良（包括胃肠外营养不良）、药物、毒物、肝豆状核变性、病毒性肝炎及不明原因脂肪变性等。NAFLD 依据病理变化及临床表现可分为单纯性脂肪肝、脂肪性肝炎及其相关肝硬化。

1. 临床表现

本病的临床表现不尽相同，约有 25% 的轻度脂肪肝患者无明显的临床症状，随着病情的发展，中、重度脂肪肝症状可较明显，有类似慢性肝炎或消化不良的表现，出现两胁胀痛或隐痛，疲倦乏力，食欲缺乏，恶心呕吐，上腹胀满等症状。

2. 诊断标准

确诊需符合以下 3 项条件：

（1）无饮酒史或饮酒折合乙醇量＜140g / 周（女性＜70g / 周）。

（2）排除病毒性肝炎、药物性肝病、全胃肠外营养、肝豆状核变性、自身免疫性肝病等可导致脂肪肝的特定疾病。

（3）肝活检组织学改变符合脂肪性肝病的病理学诊断标准。

由于肝组织学诊断难以获得，NAFLD 工作定义为：

① 肝脏影像学表现符合弥漫性脂肪肝的诊断标准且无其他原因可供解释。

② 有代谢综合征相关组分的患者出现不明原因的血清丙氨酸氨基转移酶（ALT）和（或）天冬氨酸氨基转移酶（AST）、谷氨酰转肽酶（GGT）持续增高半年以上。减肥和改善 IR 后，异常酶谱和影像学脂肪肝改善甚至恢复正常者可明确 NAFLD

的诊断。

3.代谢综合征诊断

符合以下 5 项条件中 3 项者诊断为代谢综合征：

（1）肥胖症　腰围＞90cm（男性），＞80cm（女性），和（或）体重指数（BMI）＞25kg/m^2。

（2）甘油三酯（TG）增高　血清 TG≥1.7mmol/L，或已诊断为高 TG 血症。

（3）高密度脂蛋白胆固醇（HDL-C）降低　HDL-C＜1.03mmol/L（男性），＜1.29mmol/L（女性）。

（4）血压增高　动脉血压≥130/85mmHg 或已诊断为高血压病。

（5）空腹血糖（FBG）增高　FBG≥5.6 mmol/L 或已诊断为 2 型糖尿病。

（三）儿童脂肪肝

非酒精性脂肪性肝病是儿童和青少年慢性肝病最常见的病因。儿童非酒精性脂肪性肝病的诊断及危险因素评估需根据人口统计学、人体测量学指标、临床表现及实验室检查等资料综合判断。

引起儿童脂肪肝的病因很多，主要有以下三个方面：

（1）儿童饮食不节制、营养过剩、体重超标、过度肥胖等原因。

（2）儿童厌食、消瘦、营养不良，由于机体需消耗的能量处于长期不能满足状态，机体便动员全身的脂肪分解为脂肪酸运送到肝脏，但肝脏不能将它们全部变成能量，剩余的部分就沉积在肝脏，形成脂肪肝。

（3）某些患有慢性疾病及长期使用激素治疗的儿童。

腰围增加、胰岛素抵抗、血甘油三酯升高、黑棘皮病是儿童非酒精性脂肪性肝病的重要诊断依据。肝功能试验联合肝脏超声检查，亦有助于诊断。

非酒精性脂肪性肝病在 3 岁以下儿童中罕见，亦很少在 10 岁以下儿童发病。因此，若低龄儿童出现脂肪肝，应进一步检查，寻找有无其他病因，如脂肪酸氧化缺陷、溶酶体贮积病、过氧化物酶体病等遗传性肝病。

第二节
中医如何诊断脂肪肝

中医学上脂肪肝名为"肝癖"。"肝癖"又名"肝痞"，是因肝失疏泄，脾失健运，痰浊瘀积于肝。病理因素以湿、痰、滞、瘀为主。以胁胀或痛，右胁下肿块为主要临床表现。

中医诊断肝癖的标准：参照国家中医药管理局制定的《肝癖诊疗方案》和
2011 年中国中西医结合学会消化系统疾病专业委员会制定的《非酒精性脂肪
性肝病的中西医结合诊疗共识意见》。"肝癖"的外因为进食膏粱厚味或者嗜酒无
度，生湿酿痰；内因为肝失疏泄，脾失健运，肾失气化，水湿不能化为精微，聚
而为湿为痰，瘀阻肝络，滞留于肝而形成气滞痰湿、血瘀结于右胁下的一类积聚
类病症。

1. 肝郁气滞证

主症：①肝区不适；②两胁胀痛；③抑郁烦闷；④胸闷、喜叹息。

次症：①时有嗳气；②纳食减少；③大便不调；④月经不调、乳房胀痛。

舌脉象：舌质红，苔白而薄（图 2-8），脉弦滑或弦细。

证型确定：具备主症 2 项和次症 1 或 2 项，参考舌脉象。

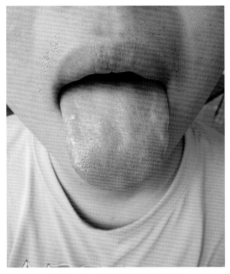

图 2-8 肝郁气滞证舌象
舌质红，苔白而薄

2. 肝郁脾虚证

主症：①胁肋胀闷；②抑郁不舒；③倦怠乏力；④腹痛欲泻。

次症：①腹胀不适；②食欲不振；③恶心欲吐；④时欲太息。

舌脉象：舌质淡红，苔薄白或白，有齿痕（图 2-9），脉弦细。

证型确定：具备主症 2 项和次症 1 或 2 项，参考舌脉象。

3. 痰湿内阻证

主症：①体态肥胖；②右胁不适或胀闷；③周身困重；④大便黏滞不爽。

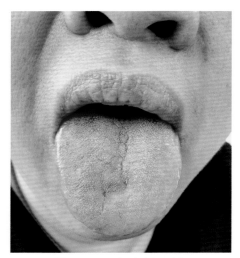

图 2-9　肝郁脾虚证舌象
舌质淡红，苔薄白

次症：①脘腹胀满；②倦怠无力；③食欲不振；④头晕恶心。

舌脉象：舌质淡，舌苔白腻（图 2-10），脉沉滑。

证型确定：具备主症 2 项和次症 1 或 2 项，参考舌脉象。

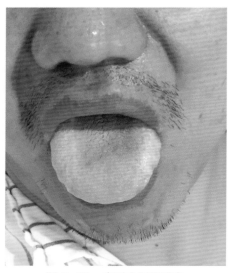

图 2-10　痰湿内阻证舌象
舌质淡，舌苔白腻

4. 湿热蕴结证

主症：①右胁肋部胀痛；②周身困重；③脘腹胀满或疼痛；④大便黏腻不爽。

次症：① 身目发黄；②小便色黄；③口中黏滞；④口干口苦。

舌脉象：舌质红，舌苔黄腻（图2-11），脉弦滑或濡数。

证型确定：具备主症2项和次症1或2项，参考舌脉象。

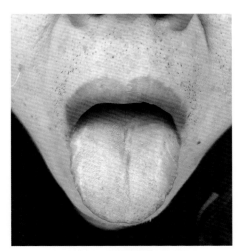

图 2-11　湿热蕴结证舌象
舌质红，舌苔黄腻

5. 痰瘀互结证

主症：①胁肋刺痛或钝痛；②胁下痞块；③面色晦暗；④形体肥胖。

次症：①胸脘痞满；②咯吐痰涎；③纳呆厌油；④四肢沉重。

舌脉象：舌质暗红、有瘀斑，舌体胖大，边有齿痕，苔腻（图2-12），脉弦滑或涩。

证型确定：具备主症2项和次症1或2项，参考舌脉象。

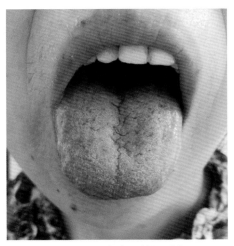

图 2-12　痰瘀互结证舌象
舌质暗红，有瘀斑，舌体胖大，有齿痕

6. 脾肾两虚证

主症：①右胁下隐痛；②胁下痞块；③畏寒肢冷；④腰膝酸软。

次症：①乏力；②面浮肢肿；③夜尿频多；④大便溏泻。

舌脉象：舌淡，苔白（图2-13），脉沉弱。

证型确定：具备主症2项和次症1或2项，参考舌脉象。

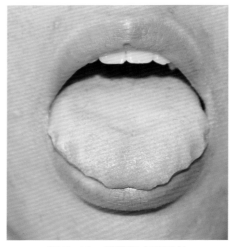

图2-13 脾肾两虚证舌象

舌淡，苔白

第三章

中西医结合治疗脂肪肝

第一节
饮食控制疗法

　　饮食疗法在我国具有悠久的历史，通过合理的饮食，来保持身体健康，不仅身心受益，也有延年益寿的效果。目前认为脂肪肝与高脂、高热量饮食及不良饮食习惯有关，因此调整饮食结构，改善不良饮食习惯至关重要。

　　饮食控制疗法的目的是控制血清胆固醇和甘油三酯的吸收，控制餐后血脂，减少胰岛素抵抗，促进脂蛋白对脂质的代谢和转运，增加体内抗氧化，调整饮食结构和平衡。

一、饮食控制疗法的原则

　　脂肪性肝病患者合理控制每日热量摄入是治疗的首要原则，通过合理的饮食管理，既能保证日常生活所需的能量，又能最大限度地控制或预防脂肪肝及其他并发症的发生发展。世界卫生组织和美国糖尿病协会推荐，在总热量中，蛋白质占 15%～20%（1/3 以上应为优质蛋白，如鱼、虾、瘦肉、牛奶、鸡蛋），脂肪占 20%～25%，糖占 50%～60%。膳食纤维可减慢胃排空时间，延缓肠道糖类吸收，有利于减轻脂肪肝患者餐后血糖升高，改善糖耐量，降低血脂和胆固醇，并能增加饱腹感，使患者能够耐受饮食控制，膳食纤维可从 20～25g/d，增至 40～60g/d。

　　在进行饮食疗法前，需确定理想体重，即标准体重，对热量的控制不能骤然剧减，以免病人不能适应，感觉饥饿，甚至引起全身衰弱和低血糖反应。标准体重计算公式：标准体重［身高＞160cm 者标准体重（kg）＝身高（cm）－105；身高＜160cm 者标准体重（kg）＝身高（cm）－100；2～12 岁儿童标准体重（kg）＝年龄（岁）×2+8］，人体体重在标准体重 ±10% 为合理范围。

　　随病人体重减轻，肝内脂肪浸润减少，肝脏功能、高血脂和糖耐量也随之改善。为解决"低热能"与"饱腹感"的矛盾，实施营养治疗时，必须注意食物选择及其制备方法。如鱼、虾、内脏、鸡、兔等肉食，含蛋白质高而含脂肪少，所供给热量比等量猪肉少 3～6 倍。

　　这里需强调的是妊娠、哺乳期妇女应增加胎儿发育及哺乳所需能量，儿童所需热量亦应相应增加。

二、饮食组分改变

推荐中等程度的热量限制，首先计算每日所需热量，一般标准体重者每日需30kcal/kg，超重或肥胖者每日需20～25kcal/kg，消瘦者35kcal/kg，重体力劳动者可适当增加热量摄入，这里需注意无论是肥胖、超重或是消瘦的人均按其标准体重计算热量。再根据不同食物所含有的热量，合理分配蛋白质、脂肪和糖的比例，这三大类营养物质为人体日常所需能量的主要来源，控制这三大营养物质的配比，可有效控制脂肪肝。首先分配蛋白质及脂肪的含量，剩余的热量再用糖类补充。膳食规划可参照以下建议。

（1）合理增加蛋白质的摄入量　脂肪性肝病患者通常会有合并蛋白质和氨基酸的负平衡状态，主要因为蛋白质的吸收能力较差，蛋白质的合成功能及利用率降低，肝脏糖异生状态及炎症破坏导致蛋白质消耗过多，而蛋白质的摄入不足和缺乏导致甚至加剧脂肪沉积，因此合理增加蛋白质的摄入量，进行高蛋白饮食可增加载脂蛋白的含量，有利于减少脂质的沉积，减轻脂肪肝。优质蛋白有鱼类、瘦肉、鸡蛋清、鸡肉、鸭肉、兔肉、脱脂牛奶等。

（2）增加单价不饱和脂肪酸饮食含量　脂肪内含有饱和脂肪酸、单不饱和脂肪酸和多不饱和脂肪酸，这三类脂肪酸的比值为1∶1∶1，有研究表明，饮食中饱和脂肪酸过多可诱发肥胖、脂质代谢异常、动脉粥样硬化和高血压，多不饱和脂肪酸则容易引起脂肪肝、胆石症等。因此，增加单价不饱和脂肪酸含量可以改善糖、脂肪代谢。富含饱和脂肪酸的食物主要有猪油、羊油、牛油、黄油、奶油等，富含多不饱和脂肪酸的食物有花生油、香油、豆油、鱼油等，富含单价不饱和脂肪酸的食物有橄榄油、茶油、菜子油等。烹调方式以蒸、煮、拌为宜。

（3）减少高胆固醇的摄入量　一般健康人胆固醇摄入量应控制在300mg/d以内，而高胆固醇血症者应限制在150mg/d，减少食用肥肉、内脏、蛋黄、鱼子等高胆固醇的食物，如鸡蛋所含的蛋白质最高，但蛋黄却又富含胆固醇，平均每个蛋黄所含胆固醇250～300mg/d，因此可以多食用鸡蛋蛋白，而蛋黄每周不超过3～4个。

（4）减少单糖和双糖食物的摄入　减少高果糖糕点或含蔗糖饮料、蜂蜜、蛋糕、冰激凌等食物的摄入，因为过多的糖类可转变为脂肪，导致肥胖。

（5）不要过分限制碳水化合物的摄入　脂肪肝患者是应摄入低碳水化合物的饮食，限制碳水化合物可减少肝内二碳基团的供应，减少胰岛素分泌，从而减少肝内脂肪生成。但是过分限制碳水化合物的摄入会使得机体对胰岛素的敏感性降低，并容易诱发低血糖和酮症的发生。

（6）增加膳食纤维的摄入　纤维素在蔬果中含量较高，饮食中增加高纤维的食物，可以减慢胃排空的时间，延缓肠道内糖类的吸收、促使胆汁酸盐和粪便排泄，有利于减轻餐后血糖升高、改善糖耐量等，但是饮食不能完全以膳食纤维为主，长期高纤维饮食可导致机体维生素和无机盐的缺乏，并可能增加胃癌的发生率，因此需均衡饮食。

（7）增加维生素的摄入　B 族维生素和维生素 E 参与了肝脏脂肪的代谢，对肝细胞有保护作用，因此脂肪性肝病患者应多进食富含维生素的食物，如新鲜蔬菜和水果；某些水果（香蕉、葡萄、橘子、柿子）富含单糖和双糖，进食过多可导致热量过剩，不宜多吃；可多吃苹果、西红柿、黄瓜。

（8）增加水分摄入　成人每日需饮水 2000ml，老年人 1500ml 左右。肥胖者体内水分比正常人少 15%～20%，故每日需水 2200～2700ml；饮用水的最佳选择为白开水、矿泉水及清淡绿茶、菊花茶；不能以饮料、牛奶代替饮水；营养过剩性脂肪肝可在饭前 20min 饮水，使胃有一定饱胀感，降低食欲；睡前饮水可防止夜间血液黏滞度过高，减少心脑血管意外的发生。

（9）饮食规律　有规律的一日三餐可维持正常的代谢状态，禁止夜宵、酗酒、暴饮暴食。

三、饮食控制疗法的方式

（1）调脂茶　治疗方法：丹参、决明子、生山楂按 3∶2∶1 进行配伍，沸水冲泡 10min 后，频服，以茶代饮，疗程不超过 3 个月。

（2）四季食疗　春季食疗可选择陈皮麦芽决明子茶、麦麸山楂糕等；夏季可选择茵陈苍术茶等；秋季可选择陈皮枸杞粟米粥等；冬季可选用木耳大枣羹、人参黄精扁豆粥等。

第二节
运动疗法

运动疗法是指应用运动锻炼为主要手段，根据不同人群以及疾病的特点，选用合适的运动方法，确定适合的运动量，进行有针对性的锻炼的一种预防和治疗方法。在脂肪性肝病的综合治疗中，运动疗法的重要性仅次于饮食控制，主要适用于伴有胰岛素抵抗和体重超重的脂肪肝患者。

脂肪性肝病患者适宜的运动方式是持之以恒的、低中等强度、较长时间的有氧运动。有氧运动指人体运动时吸入的氧气供应充足，够运动时的消耗所需。运动的强度相当于最大吸氧量的50%～70%。以减脂为目的进行治疗性锻炼，每次运动应在30～40min以上。

1. 运动开始前的检查

（1）医疗检查　包括一般情况（包括病史、运动史、社会环境条件等），临床检查（包括心电图、血压、尿常规、血糖、血脂、肝肾功能、心肺功能、眼底等），心血管运动试验，尤其是高龄患者要予以足够重视。

（2）物理检查　包括人体测量和体脂测量，如身长、体重、基础代谢率、腹围/臀围比。

（3）生活方式检查　包括调查患者的职业、工作内容、余暇时间的用法以及对运动的爱好。

2. 运动处方的制订

遵循处方个体化、以全身耐力为基础、循序渐进、保持安全界限（靶心率，靶心率指以运动时的目标心率，可由运动仪器检测得到，亦可经公式计算得出）、持之以恒5个原则。

（1）运动方式的选择　脂肪肝患者应根据自己的爱好、原有的运动基础、体质、居住环境及年龄选择不同类型的有氧运动项目，如步行、慢跑、骑自行车、上下楼梯、游泳、跳舞等。每周最好进行2次轻或中度阻力性肌肉运动（举哑铃、俯卧撑等），以获得更大程度的代谢改善。运动强度不宜过强，动作协调，有节奏为宜。脂肪肝患者最好的运动是步行。

（2）运动强度　降脂减肥的效果往往取决于适当运动强度，运动的耗能与运动强度成正比。运动强度过小，不能消耗多余的热量，降脂减肥的效果就不理想。运动量过大，超过身体负担，又会造成过度疲劳和运动性损伤。临床研究表明，改善脂代谢所需的运动强度应比日常活动稍强但低于改善心肺功能的强度（>60%最大耗氧量），为40%～60%的最大耗氧量或60%～70%最大心率，大于80%的最大心率与低强度效应相同，而中低强度的运动危险小，也易坚持。

（3）运动时间　作为有氧运动，考虑呼吸、循环器官的适应性和对糖、脂代谢的影响，运动时间应持续15～20min以上，而从预防对关节和肌肉的损伤出发，重复同一动作的散步和慢跑，应持续30min以上，最长应控制在60min以内。对脂肪肝患者，要根据运动量和体力逐步增加运动量，做到有恒、有序、有度。如果步行也可遵循"3、5、7"原则，即每日3000m（30min内），每周5次，每次步行后脉搏与年龄之和为170。每次运动的时间应合理安排，一般先做5min准备，运动训练至靶心率后的时间应超过20min，放松整理活动5～10min，整个训练时间为30min以上。糖尿病性脂肪肝患者，应避免空腹或饭后立即进行锻炼，其运动应以餐后片刻运动为宜。在餐后进行运动时，还应避开药物作用高峰，以免发生低血糖。

（4）实施时间带　运动锻炼的时间最好选择在下午或晚上，散步的最佳时间是晚饭后 45min，不宜在饭后立即锻炼，也应避开凌晨和深夜以免扰乱身体节奏，对合并有糖尿病患者锻炼应于饭后 1h 进行。

（5）实施频率　要想使运动效果得以维持和积累，运动实施频率以每周 3～5 次为宜，但是对脂肪肝患者尽量做到每天坚持锻炼，巩固取得成绩，逐步增加运动量，延长运动时间。在日常事务繁忙没有时间进行专门运动的情况下，仅仅增加日常体力活动也可以达到一定效果。

（6）运动量的自我检测

① 运动量适宜：运动结束后 5～10min，心率恢复到运动前水平，自我感觉轻松愉快，食欲睡眠良好，疲乏和肌肉酸痛经短时间休息后可消除。

② 运动量过大：心率在运动结束后 10～20min 仍未恢复。并出现疲劳、睡眠不佳、食欲减退。

③ 运动量不足：运动后身体无发热感、无汗、脉搏无明显变化或在短时间内迅速恢复。

（7）运动治疗的注意事项

① 患者独自运动时可准备一张信息卡，标明姓名、住址、联系电话、联系人、患病情况，便于出现意外情况时得到及时救助。

② 选好一双运动鞋：要求透气性好、大小适度、鞋底有弹性，以减少运动对关节损害并提高运动舒适度。

③ 运动后出汗较多，不宜马上洗浴，要求在运动后心率恢复后并擦干汗水后洗温水澡。

④ 避免片面追求减轻体重而加大运动量：对肥胖性脂肪肝患者减肥速度不可过快，每周体重下降应小于 0.5kg，如减重过快，反而加重肝脂肪变。

⑤ 有糖尿病患者要备好补充食物，运动时间长要每隔 30～40min 补充一次食物，避免低血糖的发生。

⑥ 严格遵守运动锻炼的基本原则：循序渐进，量力而行，因人而异，个别对待。

3. 实现目标

半年内减轻基础体重的 5%～10%，1 年内减轻基础体重的 10%～15%，逐渐达到标准体重 [身高＞160cm 者标准体重（kg）= 身高（cm）－105；身高＜160cm 者标准体重（kg）= 身高（cm）－100；2～12 岁儿童标准体重（kg）= 年龄（岁）×2+8]；每月体重减轻不超过 2.5kg。

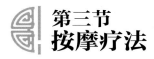

第三节
按摩疗法

一、按摩疗法的原则及特点

按摩作为中医外治法，主要通过经络系统起效，以调和气血为基本治疗原则，对调和肝脾，化痰行血有着十分确定的疗效。按摩疗法作为一种简单、方便的外治方法，不仅可以改善脂肪肝的临床症状，还可以调整全身的代谢紊乱状态，从而改善肝功能，保护肝细胞。其特点主要有：

（1）针对根本　以健脾为主，疏肝理气，《丹溪心法》中"见肝之病，必先实其脾脏之虚，则木邪不能传"的论述成为了中医治疗脂肪肝的指导思想。根据该病的病机病理分析，脂肪肝是一种复杂的多因素导致的慢性代谢性疾病，表现为以肝脾不和为主的本虚标实状态。治当调运中焦，和解肝脾。但，肝为刚脏，阳易亢，内藏血，阴易损，而脾主运化，生气血，既易虚损更易壅滞。故进而考虑到治疗上不宜攻，攻则伤脾耗阴。不宜补，补则升气化痰。因此，选用了按摩八法中的"和"法。以柔肝、醒脾、解郁行气的腹部手法为主。平补平泻，推摩点颤诸法并用。以期达到运化疏泄相应，气血刚柔相济的效果。治疗中手法与取穴以中焦脾胃为重点，持久而不重滞，辅以开郁柔肝，手法连续轻快。

（2）针对瘀滞　运用通络行气的手法改善诸脏气血运行，脂肪肝病体在肝，是痰瘀交结于肝内所致。而此种瘀滞主要体现在肝体内的络脉细支。现代医学研究所示的肝、胰、胃、胆、大小肠等脏器的微循环障碍与此形成印证。按摩手法在改善气血运行，调整循环方面的功效是广为证实的。而良性的血液循环可以加速细胞代谢、转运病理产物、改善腺体分泌、调节自主神经功能。手法操作中对肝、脾、胃、胆诸经脉的循行路线及络脉分布区进行的均匀持久的施术也正是以《素问·阴阳应象大论》中提到的"结者散之""疏其血气，令其条达，以平为期"为宗旨的。

二、按摩疗法的操作方法

以脐为中心，用手掌按摩，顺时针60次，逆时针60次，按摩到腹部发红、发热为止。每天2次，可反复用指压法按压阴陵泉、肝俞、脾俞等穴。具体按摩穴位及方法如下：

（1）按摩内、外关能通经脉，调气血　方法：以一手拇、示指相对分压内关、外关，用力均匀，持续5min，使局部有酸重感，有时可向指端放射。

（2）按摩足三里疏肝理气，通经止痛，强身定神　方法：以拇指或示指端部按压双侧足三里。指端附着皮肤不动，由轻渐重，连续均匀地用力按压。

（3）按摩大椎疏通经络、祛风散寒，扶正祛邪　方法：坐位，头略前倾，拇指和示指相对用力，捏起大椎处皮肤，做间断捏揉动作。

（4）按摩肝炎疏通经络，补虚泻实，行气止痛　方法：下肢膝关节屈曲外展，拇指伸直，其余四指紧握踝部助力，拇指指腹于内踝上 2 寸的"肝炎"穴处进行圆形揉动。

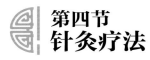

第四节
针灸疗法

一、针灸疗法的意义及目的

针灸疗法，即利用针刺与艾灸进行治疗，起源于新石器时代。"针"即针刺，以针刺入人体穴位治病。它依据的是"虚则补之，实则泻之"的辨证原则，进针后通过"补、泻、平补平泻"等手法的配合运用，以取得人体本身的调节反应。"灸"即艾灸，以火点燃艾炷或艾条，烧灼穴位，将热力透入肌肤，以温通气血。针灸就是以这种方式刺激体表穴位，并通过全身经络的传导，来调整气血和脏腑的功能，从而达到"扶正祛邪""治病保健"的目的。

二、针灸疗法的选穴及具体操作

针灸治疗脂肪肝，可选属于足阳明胃经、足太阴脾经、足少阴肾经和足厥阴肝经之穴，从而起到健脾利湿，疏肝利胆，泄肾浊以降肝浊的作用。

1. 脂肪肝针法
主穴：中脘、丰隆、三阴交、太冲。
配穴：足三里、肝俞、章门、膻中。

2. 选穴 1 的操作方法
（1）主穴均取，可酌情加配穴 1～2 个。
（2）除膻中外其余穴位均选用直刺法，进针 1～1.5 寸，膻中采用平刺法，进针 0.3～0.5 寸，进针后采用提插法、捻转法等手法行针，使局部产生得气感，并根据个人体质辅以补法或泻法（先浅后深，重插轻提，提插幅度小，频率慢，操作时间短者，为补法；先深后浅，轻插重提，提插幅度大，频率快，操作时间长者，为泻法；捻转角度小，频率慢，时间短为补；捻转角度大，频率快，时间长为泻；捻转时补法拇指向前，示指向后，左转为主，为补法；捻转时泻法拇指向后，示指向前，右转为主，为泻法）。

（3）行针后留针15～20min。最初隔日1次，10次后可改为每周2次，一般坚持3个月即可获得明显效果。

3. 脂肪肝针法

主穴：肝俞、章门、中脘。

配穴：三阴交、关元、肾俞、足三里。

4. 选穴2的操作方法

（1）主穴均取，可酌情加配穴1～2个。

（2）肝俞、章门先用回旋灸法，至热感明显时改用温和灸，艾条燃着端距皮肤2～3寸。每穴灸10min左右，余穴位用温和灸，每穴3～5min至局部皮肤潮红。

（3）最初隔日1次，10次后可改为每周2次，一般坚持3个月即可获得明显效果。

三、晕针及灸法起泡的处理

晕针处理：晕针是在针刺过程中患者发生的晕厥现象。此时应立即停止针刺，将针全部起出，使患者平卧，注意保暖，轻者仰卧片刻，给饮温开水或糖水后，即可恢复正常。重者在上述处理基础上，可刺水沟（人中）、素髎、内关等穴，即可恢复。若仍不省人事，呼吸细微，脉细弱者，可考虑配合其他治疗或采用急救措施。

灸法起泡的处理：若由于操作不当，导致灸法后皮肤出现起水泡，可根据水泡的大小进行处理。小水泡不用特殊处理，待其自行吸收即可，大水泡要使用碘伏消毒局部后，用灭菌注射器抽出液体。可再外用一些烫伤膏或芦荟胶对症处理。

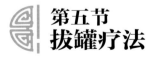

第五节
拔罐疗法

一、概述及特点

拔罐是以罐为工具，利用燃火、抽气等方法产生负压，使之吸附于体表，造成局部瘀血，以达到通经活络、行气活血、消肿止痛、祛风散寒等作用的疗法。

拔罐疗法在中国有着悠久的历史，早在成书于西汉时期的帛书《五十二病方》中就有关于"角法"的记载，角法就类似于后世的火罐疗法。

中医认为，脂肪肝此病多因肝郁气滞、湿邪困脾、湿热内蕴或饮食不节而导致肝胆湿热蕴结、瘀血阻滞，故而发病。而拔罐疗法在机体自我调节中能产生行气活血、化湿运浊、舒筋活络、化瘀止痛等功效，能促进机体恢复正常功能，因此在脂肪肝治疗中，能通过疏肝理气、化湿健脾、行气活血等，促进肝脏脂肪代谢，减轻症状，从而对疾病治疗起到积极作用。

二、拔罐疗法的选穴及具体操作

（1）选取穴位　大椎、肝俞、脾俞、胆俞、期门、足三里。

（2）操作方法

① 暴露需拔罐部位。

② 选取合适大小的罐子，用镊子夹 1～3 个含 95% 乙醇的棉球，点燃后在罐内绕 1～3 圈再抽出，并迅速将罐子扣在相应穴位部位上，注意松紧适宜。

③ 留罐时间为 15～20min。

④ 起罐时先用左手握住罐身，右手拇指在罐口旁边按压一下，使空气进入罐内，即可将罐取下。每周 3 次左右为宜，一般坚持 3 个月即可见成效。

三、拔罐疗法起泡的处理

起泡的处理方法：若因拔罐过紧或留罐时间过长所导致皮肤起泡，可以根据水泡的大小进行处理。先立即冷敷 15min，小水泡不用特殊处理，待其自行吸收即可。大的水泡可使用碘伏消毒局部后，用灭菌注射器抽出液体。可再外用一些烫伤膏或芦荟胶对症处理。

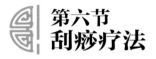

第六节
刮痧疗法

一、概述及特点

刮痧疗法是利用边缘润滑的物体（刮具），在人体体表特定部位反复刮拭、提捏、揪挤、挑刺等，使皮肤出现片状或点状瘀血（或出血），即所谓"痧象"。以达到疏通经络、调节脏腑、扶正祛邪、祛除疾病的目的。

本疗法有宣通气血，发汗解表，舒筋活络，调理脾胃等功能，而五脏之俞穴皆分布于背部，刮治后可使脏腑秽浊之气通达于外，促使周身气血流畅，逐邪外出。根据现代医学分析，本疗法首先是作用于神经系统，借助神经末梢的传导以加强人体的防御功能。其次可作用于循环系统，使血液回流加快，循环增强；淋巴液的循环加快；加快新陈代谢。因此，在脂肪肝的治疗中亦能起到疏肝理气，行气活血，健运脾气等功效。

二、刮痧疗法的选穴及具体操作

（1）选穴

膀胱经：肝俞、胃俞、脾俞。

督脉：大椎。

肝经：期门、章门。

脾经：三阴交。

胃经：滑肉门、天枢、足三里、丰隆。

任脉：关元、气海、膻中、中脘。

（2）操作方法

① 先暴露需刮治部位，用干净毛巾蘸肥皂，将刮治部位洗擦干净。

② 刮治手法：可先刮后背经穴，再刮正面经穴。用右手拿取操作工具，蘸植物油或清水后，沿经络轻轻向下顺刮或从内向外反复刮动，逐渐加重，刮时要沿同一方向刮，力量要均匀，采用腕力，一般刮 10～20 次，以出现紫红色斑点或斑块为度。

③ 刮痧时间一般约 20min，或以能耐受为度。每周 2～3 次为宜，一般坚持 3个月即可见成效。

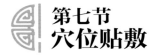

第七节
穴位贴敷

一、概述

穴位贴敷疗法，是以中医经络学说为理论依据，把药物研成细末，用水、醋、酒、蛋清、蜂蜜、植物油、清凉油、药液等调成糊状，或用呈凝固状的油脂（如凡士林等）、黄醋、米饭、枣泥制成软膏、丸剂或饼剂，或将中药汤剂熬成膏，或将药末散于膏药上，再直接贴敷穴位、患处（阿是穴），用来治疗疾病的一种无创无痛穴位疗法。穴位贴敷可通过药物对机体特定部位的刺激，调整阴阳平衡，促进机体代谢，从而达到治疗脂肪肝的目的。此外，当药物敷贴于相应穴位之后，对穴位产生特异性热学变化，易于透入皮肤，到达穴位深部，循经络而直达脏腑经气失调的病所或周行全身，发挥药物"归经"和祛除膏脂痰浊的功能效应。

二、穴位贴敷法治疗脂肪肝的选穴及具体操作

1. 根据中医辨证论治进行选穴

（1）肝郁气滞证

选穴：肝俞、章门、神阙。

中药：柴胡、白芍、香附、佛手、郁金。

（2）肝郁脾虚证

选穴：肝俞、章门、足三里。

中药：柴胡、白芍、炒白术、黄芪、茯苓。

（3）痰湿内阻证

选穴：肝俞、章门、足三里。

中药：法半夏、陈皮、茯苓、泽泻、莱菔子。

（4）湿热蕴结证

选穴：肝俞、章门、神阙。

中药：苦参、茵陈、虎杖、大黄、地耳草（七寸金）。

（5）痰瘀互结证

选穴：肝俞、章门、神阙穴。

中药：法半夏、陈皮、丹参、红花、川芎。

（6）脾肾两虚证

选穴：足三里、关元、神阙。

中药：熟地黄、山茱萸、肉桂、党参、泽泻。

2. 操作方法

（1）将药物研磨成末，加以蜂蜜、蛋清或植物油等调和成膏状。

（2）对选取穴位进行清洁消毒，将药膏制成直径3～4cm，厚度2～3mm的圆饼状，放置在相应穴位上，并使用无菌纱布加以固定。每次贴敷时间不宜超过2h，隔日1次，连续贴敷3次后休息5～7天。

三、穴位贴敷法的注意事项

（1）严格消毒，预防感染　敷药之前，一般应用75%医用乙醇按常规消毒穴位或患处皮肤，然后再敷药，以免发生感染。

（2）药量及时间　贴敷时间一般是 1~2h，以免引起不良反应。

（3）注意生活调理　穴位贴敷贴药时间内，应尽量减少出汗，以使药物与穴位充分接触，并保持胶布的黏度。贴敷的部位在贴敷 10h 内，一般不宜用冷水或过热的水擦拭，勿抓破。穴位贴敷治疗的当天，患者要禁止进食寒凉、生冷和辛辣之品。

（4）间断敷药，疗程易短　在治疗过程中，要提倡间接性敷药，每个或每组穴位，不宜连续贴敷太久，要交替使用，以免造成皮肤因长期不呼吸而破损，影响继续治疗。

第八节
心理疗法

心理疗法又称为"情志疗法"，是指借助于语言、行为及特意安排的场景等来影响患者的心理活动，安抚患者的负面情绪，调动患者具有防治疾病作用的积极因素，促进恢复机体的正常功能活动，从而达到治疗或康复作用的方法。主要用于有轻微情志障碍的脂肪肝患者。

情志疗法包括以情胜情法、语言开导法、顺情从欲法、移情易性法、暗示解惑法等。

1. 以情胜情法

以情胜情是指在中医阴阳五行学说及情志相胜理论的指导下，有意识地运用一种或多种情志刺激，以此制约、消除患者的病态情志，从而治疗由病态情志引起的心身疾病的一种心理疗法。常用的有怒胜思、思胜恐、喜胜悲、悲胜怒，利用有意识的引导，使患者产生前者情志，来制约后者情志，以此消除后者情志给患者所带来的困扰，如某患者常因忧思某事、某物或某人致食水不进，茶饭不香（忧思伤脾，故思虑重者常见纳食欠佳），此时可尝试激怒患者，使之注意力转移，消除忧思所带来的负面影响。

但在临床运用时不能简单地按五行循环机械地套用，而应掌握情志对气机运行影响的规律，根据病情灵活设计。例如：恐忧者气闭塞而不行，而喜则气和志达，荣卫通利，因而设法使患者喜悦、欢畅，便可治疗忧愁、思虑、悲哀等精神刺激所致病变。

适应证：情志抑郁、久坐少动的脂肪肝患者。

注意事项：注意情志刺激的强度，即用作治疗的情志刺激要超过、压倒致病的情志因素，又不能太过，还要采取有针对性的刺激方法，如怒与恐、悲与喜、惊与思、喜与怒、怒与思等。

2. 语言开导法

语言开导法是根据患者的病情及其心理状态、情感障碍等，选择不同交谈方式进行疏导，以消除其致病心因，纠正不良情绪和情感活动的一种心理疗法。人类的词汇和语言可通过对大脑皮质产生影响，并通过大脑皮质而作用于躯体传递强有力的刺激信息，是心理治疗最有力的工具。因此在进行劝说开导时，应掌握语言技巧，了解患者心结所在，在取得患者信任的基础上，针对不同性格、不同病症采取不同的疏导方法，争取获得良好的治疗效果，使患者怡悦开怀、疑惑得释。

适应证：对于坚持运动减肥没信心没毅力的脂肪肝患者有较好疗效。

注意事项：对通情达理、文化水平高的心身疾病患者较为适用，对性情多疑者则可能徒增忧怨。

3. 顺情从欲法

顺情从欲法又称顺意疗法，是顺从患者的意念、情绪，满足患者的身心需求，以释却患者心理病因的一种心理治疗方法。

每个人的基本欲望是生而俱有的，物质决定精神，对于正当而必要的生活欲望不能得到满足所导致的神情病变，仅有劝说开导、移情易情难以解除患者的疾苦，因此，顺情从欲也是心理治疗的必要内容。当生活的基本欲望得到满足，甚至病变就有可能向愈。

适应证：自信心强且固执己见的脂肪肝患者。

注意事项：要求运用此法需有敏锐的判断力，能察言观色地洞悉患者的各种意愿，正确分析利弊及合理与否，客观条件是否允许等。对于患者某些不合理或客观条件尚不允许的意愿、要求等，则又要配合进行疏导说服工作。

4. 移情易性法

移情易性法也就是转移注意疗法，是通过分散患者的注意力，或通过精神转移，改变患者内心虑恋的指向性，从而排遣情思，改变心志，以治疗由情志因素所引起疾病的一种心理疗法。清代医家叶天士十分重视转移注意力的心理疗法，他在《临证指南医案》一书中指出："郁证全在病者能移情易性"。

在心身疾病的病理过程中，一些引发或影响疾病的境遇或情感因素，常成为患者心身功能的相对顽固的刺激灶，它反复地作用于心身功能，使之日趋紊乱，而这种紊乱又强化着这类刺激作用，以致形成恶性循环，使病证迁延难愈。对此，可借助移情易性转移注意疗法，有意识地转移患者的病理性注意中心，以消除或减弱它的劣性刺激作用。

适应证：情志忧郁、注意力不集中的脂肪肝患者。

注意事项：凡患者过分关注自己的病痛，以致这一心理活动有碍于疾病治疗和康复时都可选用；若患者过分注意躯体的某些部位，从而成为强化了的病态条件反射，亦可试用。此外，还可用于纠正某些由于过分注意而出现的病态行为。如近现代名医蒲辅周治疗一闻药味即吐的反胃患者。蒲老除辨证用药外，特意嘱患者，服药后若两脚心发热、发烫，则可望治愈。患者服药后便专注于脚心，反胃呕吐未再出现，其病证亦随之而愈。

5. 暗示解惑法

暗示解惑法亦即意示疗法，是指采用含蓄、间接的方式，如手势、表情、药物等，对患者的心理状态产生影响，以诱导患者"无形中"接受医生的治疗性意见；或通过语言等方式，剖析本质、真情，以解除患者的疑惑，从而达到治疗由情志因素所引起疾病的一种心理疗法。

适应证：主要适用于由疑心、猜测心重的脂肪肝患者。

第九节 行为疗法

中医认为各种心理疾病和躯体症状是异常行为，可以通过行为疗法来调整和改造，以建立新的健康行为。

行为疗法可分为习以平惊法、矫正法、捕捉幻物法、行为诱导法、行为满足法、歌吟法、舞蹈法等。

1. 习以平惊法

习以平惊法就是让患者习惯于接触有害的刺激因素，提高其适应能力，使之不再对该刺激因素敏感，以治疗由情志因素所引起病证的一种心理疗法。主要适用于因精神过敏所致的病证。类似系统脱敏疗法，先找出产生惊恐的原因，有意识地使其接近该原因，重复接触有害刺激，以"脱"其对某种物质"过敏"的恐畏心理，逐渐以"习惯"心态代替"恐惧"心态，使患者逐步脱离"过敏"状态，最后安全消除恐惧。主要适用于害怕运动会造成心脏疾病或关节疾病的脂肪肝患者。

2. 矫正法

矫正疗法就是对患者施以适当的惩罚，把症状的发生和不愉快的体验结合起来，以矫正病态行为的方法。主要方法为厌恶法。

厌恶法是利用一种使人厌恶的刺激，以戒除不良嗜好或行为的疗法。《万病因春·奇病》载："男子自幼喜饮酒，至成丁后，日饮一二升不醉，片时无酒，呼叫不绝，全不进饮食，日就衰弱。其父用毛巾缚住其手足，不令动摇，但扶少立，却取复旧……后滴酒不饮矣。"另有想象厌恶法，如《古今医统大全》载："镇江有士人嗜酒，日尝数斗……一夕大醉，呕出一物如舌，初视无痕窍。至欲饮时，眼偏其上蠡然而起……士人自此恶酒不饮。"用于脂肪肝患者，可采用给其看肥胖者、酒后失态者的丑陋图片引发其厌恶的方法。主要适用于觉得暴饮暴食、肥胖、喝酒等合并不良习惯的脂肪肝患者。

3. 行为诱导法

对患者进行行为诱导，以矫正变态行为，名为诱导法。有古籍载："一妇人饥不欲食……张从正令其傍常以两个能食之妇，拇其食美，病妇亦索其食，而为一尝之。不数日，怒减食增，不药而差。"《医部全录》还有让患者闻煮牛肉时散发的香味，以诱导食欲的记载。可采用烹调精美的素食来诱导患者改变饮食习惯。适用于无法忌口的脂肪肝患者。

4. 行为满足法

满足患者的行为需要，解除致病因素，为行为满足疗法。明代蒋晓治一小儿"忽不乳食，肌肉尽削，医以为疳，晓曰：'此相思证也。'……晓令取平时玩弄之物，悉陈于前，有小木鱼，儿一见喜笑，疾遂已。"该案医师在充分观察患儿生活环境，了解患儿喜恶后对症下"药"，用玩具满足患儿之需求，消除病因，故疾可已。适用于因失恋、失业及其他不如意事而出现暴饮暴食、自暴自弃行为的脂肪肝患者，可行为满足疗法提升该类患者自信心，转移注意力引导他们走出失恋、失业等痛苦。

5. 歌吟法

以歌唱或咏为主要内容，从而达到调节情志、锻炼肺气等目的，以此来防病治病的一种方法。多用于胸闷气急、神情抑郁、久坐少动的脂肪肝患者。

6. 舞蹈法

以舞蹈活动（包括舞蹈运动和观赏舞蹈）为主要内容的一种防病治病方法。舞蹈运动可防治一些慢性肢体关节病变，亦有多数患者在观赏舞蹈时感受到艺术熏陶，使之生活丰富，注意力因此自负面情绪中转移出来，甚至可培养为新的兴趣，增添生活乐趣。多用于郁病、嗜睡及体残体弱者。让脂肪肝患者学会轻快易学的减肥舞蹈从而达到快乐减肥的目的。

第十节
洗浴疗法

洗浴疗法属于中医传统疗法中的外治法之一，它是将水盛于器皿内，浸泡身体的某些部位或全身，利用水温对皮肤、经络、穴位的刺激和药物的透皮吸收来促进机体血液循环及代谢加速，从而达到治疗脂肪肝、健身减肥的一种方法。按照中医辨证施治的原则，在洗浴时，对不同的证型的脂肪肝，常加入不同的药物进行治疗，因为药物不经胃肠破坏，直接作用于皮肤，并透过皮肤吸收进入血液，故具有较之内服药见效快、舒适、无任何毒副作用的优点，也不会增加肝脏负担，因此在治疗脂肪肝上有独特优势。

一、机制

中医基本理论认为，脏腑是人体生理功能的核心，又是生命活动的主宰；经络是气血运行的通道，又是沟通表里、联系上下的纽带。人体是一个有机的、内外统一的整体，脏腑、经络与体表、器官之间有着息息相关的联系。洗浴疗法给药于体表，通过药物之气味透过体表皮肤到达经脉，摄于体内，融于津液，直达全身，起到祛邪扶正、通营卫、调升降、理阴阳、安五脏之功效。从现代医学角度讲，药物有效成分通过皮肤进入体内，经组织吸收，可通达病所，减轻或消除局部病变从而达到治疗目的。同时，热蒸汽的湿热刺激和气压作用，能改善局部或全身血液循环及淋巴循环，舒通经络，调节神经功能，促进代谢，改善局部组织营养和全身功能，促进疾病痊愈。芳香性药物成分经热蒸汽由呼吸系统进入体内，可直接改善患者的病情。此外，洗浴液中的药物离子通过皮肤、黏膜的吸收、扩散等途径进入体内，避免了肝脏首过效应，增加了病灶局部药物的有效浓度，能直接针对病因、病位发挥治疗作用，且可避免其他给药途径所引起的毒副作用。

二、分类

洗浴分为局部洗浴和全身洗浴两种，局部洗浴多选用足部、小腿为浸泡部位。全身洗浴是浸泡和熏蒸除头颈部外全身其他部位，作用面积更大，药物利用度更高，适用于病变部位广泛的全身性疾患。主要包括熏洗法、浸渍法、湿热敷法、溻渍法、淋洗法等5种治疗方法。

三、方法

（1）熏洗法　是将蒸汽、烟雾、温水综合运用的一种方法。利用药物加水煮沸后产生的蒸汽熏蒸体表患部或者吸入体内以达到治疗脂肪肝的方法。

（2）浸渍法　将身体浸泡在药液中，同时用消毒后的毛巾或纱布蘸洗患处的方法。此法多在熏洗后进行，是熏洗疗法的一种延续方法，可以加强治疗效果。

（3）湿热敷法　将煎好的药汤趁热倒入盆中，用纱布或毛巾折7～8层，浸药液趁热摊敷腹部、大腿等明显肥胖的部位，稍凉后再换，如此连续操作。亦可将药物研成粗末，扎紧口袋，放入瓷盆中煎汤后，取出药袋，连袋带汤趁热在患处外敷。

（4）溻渍法　药物煎汤后，放入瓷盆中，在盆上放置木架，患肢放在木架上熏洗，外盖毛巾，不使热气外透，待药温适中时，再蘸药液洗渍患处，是湿敷、淋洗、浴渍、熏洗等法的综合运用。

（5）淋洗法　将药物加水煎汤后，过滤去渣，趁热装入小喷壶不断淋洗患处，或用纱布渍药汤连续淋洗身体。

此外，洗浴后应配合擦背疗法，现代医学研究发现，发现人背部皮下有一种奇特细胞组织，平时处于休眠状态，当其受到摩擦刺激时，这种组织细胞就会活跃起来，进入血液循环，进一步发展成长为网状细胞，对外部侵入机体的微生物具有吞噬作用，可增强机体的免疫功能，促进机体代谢。

祖国医学早有论述，认为人体背部有主一身阳气的督脉和贯穿全身的足太阳膀胱经，经脉上有大椎、命门、肓门、膏肓、脾俞等重要穴位，擦背可刺激这些穴位，可活血通络，养心安神，调整各脏腑器官功能，从而达到阴阳平衡，故有治疗和保健作用。具体做法是每天午前、睡前各一次，用温热毛巾揉擦背部，每次3～5min，力度以感到适中为度，长期坚持对各种慢性病有较好的治疗效果，是一种简便有效的祛病健身方法。

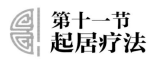

第十一节
起居疗法

《黄帝内经·素问》说，上古有道之人，效法阴阳，遵循自然规律，饮食有节制，起居作息有常规，不妄事操劳，不做违反天道的事，所以能够形体与精神都很健旺，度百岁而去。中医强调饮食节制、起居有常对形体及精神的重要性，认为人在遵循自然规律的情况下，饮食有节制，起居作息有常规，能够使形体与精神健旺。对于脂肪性肝病的患者来说，起居有常能很大程度减少脂肪肝的发生。

1. 睡眠疗法

古人云："眠食二者为养生之要务"，"能眠、能食、能常生"，对患者又言"不觅仙方，觅睡方"。由此可见，睡眠在人类生命过程中是何等的重要，尤其是对于慢性脂肪肝患者，能否有充足的睡眠，是影响治疗成败、康复与否的关键。根据现代医学研究，睡眠不足或长期失眠者，会降低免疫功能，影响多种激素的分泌，进而削弱胃肠道消化能力，降低正常代谢，破坏内环境的平衡，无论是对身体健康还是对疾病的治疗都非常不利。然而大多数慢性脂肪肝患者由于疾病的痛苦，治疗无方，思想情绪不稳定，常有失眠和睡眠不足现象。为此，解决好患者的睡眠问题，是整个脂肪肝治疗过程中的重要组成部分。

（1）睡眠与人体免疫　有学者经研究提出，睡眠除了可消除疲劳、使人保持活力外，还与提高免疫功能、增强抗病能力有着密切关系。他们观察了从凌晨 3 时到 7 时不能入睡的人，检查结果发现其体内免疫细胞（T、B 淋巴细胞）的活性下降了 28%；如果补充睡足一整夜再行检测，免疫活性细胞又恢复到正常。另外。免疫功能低下患者易出现脂肪肝、代谢综合征、动脉硬化等疾病。这说明保持充足的睡眠对脂肪肝的治疗具有重要的作用。

（2）睡眠与人体激素分泌　在人深睡时，会大量分泌生长激素，它有促进生长、合成人体必需白蛋白和核酸等重要生命物质的作用。另外，肾上腺皮质激素是在晚上睡眠后半期开始分泌的，它具有使体内物质分解、代谢和提高机体产热的作用，肾上腺皮质激素分泌减少可致机体代谢减慢、热能消耗减少，从而产生脂肪肝。

（3）睡眠与衰老　睡眠对人而言比食物还重要，动物实验表明，不管给予多么丰富的食物，如果受到刺激、干扰不能安睡，动物便会很快死亡。故中医学提出"劳则气耗"，精气是人体生命活动的基础，是内脏代谢动力的源泉，气虚则"邪之所凑"。解决正气不足、代谢减慢、衰老加快，睡眠是关键。睡眠有利于保护大脑，减少耗氧量，增加脑细胞能量的贮存，可以恢复精力，保证人体可精力充沛地进行各种运动，以促进机体脂肪的分解。

（4）科学午睡　午睡是由生物钟驱动，不可失时。人体生物钟运转规律，24h 内有两个睡眠峰期，一个是午夜 2 时左右；一个是下午 2 时左右。老年人或脂肪肝患者，应顺其自然，不可轻易打乱规律。因为老年人或慢性脂肪肝患者，其心、脑、肝、肾已届"多事之秋"，最需要劳逸结合，而午睡正是心、脑、肝、肾等脏腑借以小憩的驿站，是健康充电的好时机。国外有人调查，有午睡30～60min 习惯的人，患冠心病的危险可减少 30%。睡眠也可使人体血压出现像夜间睡眠时那样的一个低谷，这对保持健康、恢复脏腑功能都是非常有利的。但是，午睡如安排不当，比如午睡时间过长、午餐后马上就睡、不固定午睡时间，对身体是有害的。

（5）睡眠的学问

① 优化睡眠环境：床和被褥要舒适，室内温度不可过冷过热，避免噪声和强光刺激，养成关灯睡觉的习惯，卧室内力求单一化，不可兼用。

② 适当的体育活动：对脂肪肝患者，每日坚持半小时活动，形式因人因病而异。跑步、游泳、骑车是最佳的选择，时间以下午为宜。但睡前不可进行剧烈的运动，不利于入睡。

③ 按时睡眠和起床：坚持原定的时间上床睡觉和早上起床（夜里失眠，早上也要按时起床，晚上也不能提前上床睡觉）。

④ 醒后不宜躺着看电视、听广播：睡醒后躺在床上不应超过30min，更不应醒后躺在床上看电视、听广播。

⑤ 洗脚或行热水浴：睡前温水洗脚或热水浴可促进入睡。

⑥ 不吸烟、饮酒及茶：因为睡前吸烟、饮酒、饮茶均会影响睡眠。所以，临睡前应当戒免。

⑦ 防止饥饿或过饱：因为饥饿或过食均会影响睡眠，所以晚餐不宜吃得过饱或过少，如睡前饿了可饮一杯牛奶或糖水，能增加睡意。

⑧ 睡姿：脂肪肝患者要有正确的睡姿，忌左侧卧位。由于肝脏位于膈下右腹上部，左侧卧位时，肝脏位于腹腔动脉的上方；平卧时，肝脏位置也高于腹腔动脉，均不利于动脉血液给肝脏输送营养；而右侧卧位，使身体与床面呈约45°。肝脏则位于腹腔动脉下方，这种睡姿，对肝动脉为肝脏输送血液营养十分有利。而左侧俯卧位睡眠易患胆肾结石。

⑨ 睡眠时头取南北向：这是因为地球南北极之间有一大磁场，如人体长期顺应南北极磁场，即可产生生物磁环效应，使生物电得到加强，器官功能得到调整和增强，从而起到良好的祛病健身作用。

⑩ 睡眠温度与时间：人的头部在25～30℃是进入睡眠的最佳温度，晚上10时至凌晨2时是最佳的睡眠时间，一般人应睡眠7～8h，睡眠时间不可过长。枕高以10～15cm为宜，枕头过高或过低对入睡均不利，也影响健康。

脂肪肝患者通过改变患者不良生活习惯，达到防治疾病的目标。医生要让患者认识到NAFLD的发生发展与不良生活饮食、习惯及嗜好有关。如：要求戒烟、戒（少）酒，避免滥用中西药物。纠正不良饮食行为，如贪食、偏食、零食、快食、暴饮暴食、不吃早餐、晚餐过多、睡前加食，不合理膳食搭配等。纠正不良生活行为，如久坐少动、睡眠紊乱、打麻将、长时间卧床看电视、打电子游戏机、不良的心态和情绪等。

2. 合理饮水

肥胖者合理饮水，有助于降低食物和脂肪代谢。个体胖瘦不同，体内的水含量存在明显差别，越是肥胖，体内水的含量越少，这是脂肪内含水量仅为3%～5%所致。减少了水的摄入量，反而降低减肥的效果，不限制饮水，减重速度虽较慢，但丢失的脂肪占25%，水为75%，而限水者，脂肪仅占3%，水占84%。饮用足够量的水，才能稀释血液，加速代谢废物的排泄，保证机体生理活动顺利进行。肥胖者很容易出现脱水现象，如果不额外增加饮水量、及时纠正脱水，缺水对机体的破坏将是十分严重的。减肥期间必须摄入足够的水分，以保证脂肪氧化供能这一生理过程顺利进行，维持体温正常。减肥时应饮入足量的水，尤其是餐前10～20min，饮水量达到饱腹感，这样就会降低食欲，减少摄入热量。肥胖者应养成饮用低于本身体温的水的习惯，因冷水容易被组织吸收，对减肥有特殊意义。如一个人每日饮用15℃的冷沸水2500ml，机体则将多消耗230.12kJ热量，1年则多消耗83993.8kJ热量，就等于消耗2231g脂肪。要将饮水量每日分多次饮用，饮水次数增多，即使每次饮用水量很少，但全天仍会摄入充足的水分，使体内调整系统始终处于比较稳定的状态中。接受减肥的学生，可在每小时1次的课间休息时饮水，每次100～150ml，全天饮水2000～3000ml；中老年肥胖者更要注意早晚饮水。

3. 适量饮酒

一般人每日饮少量低度酒，有活血化瘀、舒通脉络的作用。适量饮酒可提高血清高密度脂蛋白，降低冠心病发病率。然而，所有的酒包括啤酒都是高热量的"液体面包"。多饮酒就等于多食面包、米饭，增加热量。即使少量饮酒也会刺激食欲，增强消化吸收功能，进而导致肥胖。因此，肥胖者饮酒要注意控制饮食的总热量，就要将酒的热量作为饮食的一部分计算在内，这样饮酒了就应相应地减少食物摄入，才能既饮酒又不致肥胖。

第十二节
饮茶疗法

茶叶是一种含多种营养成分和良好医疗价值的饮品。我国是产茶叶的故乡，早在远古时期，神农氏就发现茶叶有很好的解毒作用。东汉末年时华佗曾论述："苦茶久食益意思。"李时珍的《本草纲目》亦载有"茶苦而寒……最能降火，火为百病，火降则上清矣。"唐朝陆羽写出了世界上第一部茶书巨著《茶经》，书中对茶的起源，茶的品种，加工方法以及煮法饮法都作了详尽的论述。从唐代始，饮茶已成为众多人家"一日不可无"之饮品，所以自古以来，民间就把茶叶列为日常生活中的必需品之一，称为"油、盐、柴、米、酱、醋、茶"。在所谓烟、酒、茶，人们三大嗜好品中，惟有饮茶对人体有益。

据现代科学分析，茶叶中含有400多种成分，其中主要有单宁、咖啡碱、可可碱、黄酮类芳香化合物，以及多量的胡萝卜素、维生素C、B族维生素、维生素P等，还含有多种微量元素、氨基酸、脂类、糖类等。特别是茶叶中所含有苏氨酸和苯丙氨酸，是人体必需的氨基酸，对改善肝脏脂肪代谢、促进肝细胞再生有良好作用。上述两种氨基酸，体内不能自行合成，要由饮食补充，而常饮茶是供给的主要途径之一。

古人曾总结出饮茶的七大好处。一是生津止渴；二是兴奋提神；三是帮助消化；四是发汗治感冒；五是减肥轻身；六是活跃思维，增强记忆；七是延年益寿。

现代医学认为，饮茶有下列好处。

（一）强心利尿，抗氧化、促进血液循环

茶叶中所含的维生素C、维生素P、单宁、脂多糖及咖啡碱等，具有促进血液循环、降低血中胆固醇、抗氧化等作用，对阻止肝细胞脂肪变、增强血管弹性、防止血管硬化有利。由于茶叶中的咖啡碱，能兴奋高级神经中枢、扩张冠状动脉、松弛平滑肌、抑制肾小管的再吸收，而具有较好的强心利尿作用，故对各种水肿均有一定的治疗作用。

（二）提神醒脑，稳定心神

茶中含有的咖啡碱、可可碱，能兴奋神经、消除疲劳，特别是对于精神不安，神经处于紧张状态的人来说，经常饮茶，能提神理气、稳定心情，保证脂肪肝患者有足够精力进行体育运动。

（三）开胃消食，健脾除滞

人们常在饭后饮一杯茶，具有兴奋神经、刺激胃液分泌，增强胃肠蠕动、帮助消化的作用。此外，茶叶中的肌醇、叶酸、胆碱、蛋氨酸等成分尚有促进脂肪消化、改善肝功能代谢的作用。

（四）消炎杀菌，治痢止血

民间常用绿茶治疗痢疾、急性胃肠炎，以及用浓茶敷涂伤口消炎止血，促进愈合，这是因为茶叶中的单宁具有收敛止血、杀菌消炎功效。当单宁进入胃肠道后，可使胃肠松弛，运动减慢，再加上其能凝固细菌蛋白，故有杀菌和保护胃黏膜作用。

总之，茶有利尿，减肥，降血脂，防止高血压、高血脂等疾病的功效。因此，饮茶对减肥者有益。饮茶要注意以下几点。

（1）不宜饮浓茶　浓茶容易导致体内的钙流失，尤其是正在减肥的中老年人，节食减肥已使钙摄入减少，如果钙流失多了，容易发生骨折和骨质疏松。因此，常饮茶者平时应多进食含钙丰富的食物，如豆类、牛奶、乳制品、海产品等，多做户外活动和多晒太阳，以保证体内有足够的钙。

（2）不宜饮新茶　存放时间少于 1 个月的新茶，含有较多的未经氧化的多酚类及醇类物质，对胃肠黏膜产生强烈的刺激作用，引起腹胀、腹痛等症状。因此，新茶应存放一段时间后方可饮用。

（3）泡茶法　正确方法为沸水入杯泡 5min 后方可饮用，饮茶不可一饮而干，余下 1/3 茶底添开水后再饮，如饮茶不得法，也会影响健康。

第十三节
脂肪肝的西药治疗

一、肝细胞保护剂和抗氧化剂

（一）用于以下情况

（1）肝组织学确诊的 NASH 患者（NAS≥5 分）。

（2）临床特征、实验室改变以及影像学检查等提示可能存在明显肝损伤和（或）进展性肝纤维化者，例如合并血清转氨酶增高、代谢综合征的 NAFLD 患者。

（3）拟用其他药物因有可能诱发肝损伤而影响基础治疗方案实施者，或基础治疗过程中出现血清转氨酶增高者。

（4）合并嗜肝病毒现症感染或其他肝病患者。

（二）采用药物

甘草酸制剂、多烯磷脂酰胆碱、熊去氧胆酸、S-腺苷蛋氨酸、还原型谷胱甘肽、水飞蓟素（宾）、双环醇、维生素 E 等。临床可合理选用上述 1~2 种药物，疗程通常需要 6~12 个月以上。

1.甘草酸制剂
甘草酸制剂在临床应用广泛，该类药物与肝细胞类固醇代谢酶有较强的亲和力，从而阻碍皮质醇与醛固酮的灭活；具有抗炎、抗过敏及保护细胞膜结构等作用；能减轻肝细胞变性坏死、防止脂肪变性，抑制肝胶原纤维增生，防止肝纤维形成，促进胆红素代谢。甘草酸制剂包括甘草酸单铵、甘草酸二铵、复方甘草酸苷、异甘草酸镁等多种注射剂和口服剂。但是甘草酸有类似肾上腺皮质激素作用，能影响水和电解质的代谢，促进钠盐及水在体内的潴留及钾的排泄，长期大量服用甘草及其制剂，可能引起高血压、低血钾、浮肿、高血糖、恶心、腹泻、头痛、心脏病等不良反应。治疗过程中应监测血压、血糖、肾功能电解质等变化。

2. 多烯磷脂酰胆碱

多烯磷脂酰胆碱的活性成分为天然磷脂酰胆碱甘油二酯及过量不饱和脂肪酸。

药理作用包括：

（1）必需磷脂具有保护肝窦内皮和肝细胞生物膜，促进膜再生作用。

（2）降低肝细胞脂肪浸润和炎症反应。

（3）通过增加核糖核酸、蛋白质、糖原的合成来促进肝细胞的再生。

（4）通过抑制肝内胶原纤维及羟脯氨酸的合成降低肝内结缔组织增生。其主要成分易被肝细胞吸收，维持肝脏生命活动所必需的重要功能，特别是肝脏的解毒功能。剂型包括注射液及胶囊。

用法用量如下：

（1）胶囊

① 成人：开始每次 2 粒（456mg），每日 3 次，最大服用量不得超过 6 粒 / 日（1368mg）。一段时间后，剂量可减至每次 1 粒（228mg），每日 3 次维持剂量。应餐后用足量液体整粒吞服。

② 儿童：用量酌减。

（2）注射液　每日输注 5～10ml，一般每日用量不超过 20ml。严禁用电解质溶液（生理氯化钠溶液、林格液等）稀释，只能用不含电解质的葡萄糖溶液稀释（如：5%～10% 葡萄糖溶液、5% 木糖醇溶液）。

3. 熊去氧胆酸胶囊

熊去氧胆酸（UDCA）是一种无毒性的亲水胆酸，能竞争性地抑制毒性内源性胆酸在回肠的吸收，并通过激活分裂活性蛋白激酶来增强胆汁淤积肝细胞的分泌能力，使血液及肝细胞中内源性疏水胆酸浓度降低，达到抗胆汁淤积的作用。UDCA 还能竞争性地取代细胞膜和细胞器上的毒性胆酸分子，防止肝细胞和胆管细胞受到更多毒性胆酸的损害。可用于治疗原发性胆汁性肝硬化、原发性硬化性胆管炎、妊娠肝内胆汁淤积症、胆石症等。常规剂量为每日 13～15mg/kg，口服。

不良作用少，偶见腹泻、便秘、头痛、胃痛、瘙痒等。

4. 腺苷蛋氨酸

腺苷蛋氨酸是存在于人体所有组织和体液中的一种生理活性分子，参与体内重要的生化反应。能降低胆固醇 / 磷脂的比例，改善肝细胞膜的流动性，克服转巯基反应障碍，促进内源性解毒过程中巯基的合成，有助于减轻急慢性肝病胆汁淤积，减轻患者皮肤瘙痒、乏力等症状。用于治疗肝硬化前后的肝内胆汁淤积和妊娠期肝内胆汁淤积。

用量如下：

① 初始治疗：采用粉针剂，每日 500～1000mg，肌注或静脉注射，共 2 周。

② 维持治疗：采用肠溶片，1000～2000mg/d，口服。

5. 还原型谷胱甘肽

还原型谷胱甘肽是人类细胞质中自然合成的一种肽，含有巯基，有重要的生理功能。通过巯基与体内自由基结合，可以转化成容易代谢的酸类物质，从而加速自由基的排泄，从而保护肝脏的合成、解毒、灭活激素等功能，并促进胆酸的代谢，有利于消化道吸收脂肪及脂溶性维生素。适用于各型急、慢性肝炎，肝硬化和肝癌患者，也适用于各种中毒性肝病（酒精、药物等）患者。用量：600～1200mg/ 次，每日 1～2 次，静滴。

6. 水飞蓟素（宾）

水飞蓟素可以改善肝功能，具有保护、稳定和增强肝细胞膜功能的作用，可预防肝硬化、脂肪肝、胆管炎等病症，用于治疗急慢性肝炎和中毒性肝损伤。用法用量：每次口服 50～100mg，1 日 3 次，5～6 周症状改善后改为 1 次 25～50mg，1 日 3 次。本品不良反应很少，个别可有头晕、恶心等。

7. 双环醇

双环醇为联苯双酯结构类似物，具有抗肝细胞损伤的作用。可显著降低免疫性肝损伤所致的血清氨基转移酶升高的水平，服药后肝脏组织病理形态学损害有不同程度的减轻。本品具有清除自由基作用，保护肝细胞膜并能保护肝细胞核 DNA 免受损伤和减少细胞凋亡的发生。用法用量：口服，成人常用剂量每次 25mg（1 片），必要时可增至 50mg（2 片），每日 3 次，最少服用 6 个月或遵医嘱，应逐渐减量。

8. 维生素 E

维生素 E 是一种脂溶性维生素，其水解产物为生育酚，是最主要的抗氧化剂之一。溶于脂肪和乙醇等有机溶剂中，不溶于水，对热、酸稳定，对碱不稳定，对氧敏感，对热不敏感。维生素 E 在防治心脑血管疾病、脂肪肝、肿瘤、糖尿病及其他并发症、中枢神经系统疾病、皮肤疾病等方面具有广泛的作用。2012 年美国非酒精性脂肪性肝病诊疗指南推荐维生素 E（800IU qd）用于改善无糖尿病的成年 NASH 患者的肝组织学损伤，并推荐维生素 E 为无糖尿病的成年 NASH 患者的首选用药。

二、胰岛素增敏剂

NAFLD 合并 2 型糖尿病、糖耐量损害、空腹血糖增高、内脏型肥胖者可使用胰岛素增敏剂，主要包括如下两类。

1. 胰岛素受体激活剂——二甲双胍

二甲双胍对肥胖相关的有胰岛素抵抗性患者的脂肪肝有治疗作用，二甲双胍通过抑制肝内 TNF-α 的产生而改善胰岛素抵抗性，从而抑制脂肪在肝脏的蓄积。用法用量：口服，开始用量通常为每日一次，一次 1 片（500mg），进食时或餐后服。肾功能不全、肝功能不全、合并严重感染以及需使用碘化造影剂和过量饮酒者，应谨慎使用或暂停二甲双胍治疗。

2. 过氧化物酶体增殖物激活受体 γ（PPARγ）激动剂——噻唑烷二酮类（TZDS）

吡格列酮为噻唑烷二酮类抗糖尿病药物，属胰岛素增敏剂，作用机制与胰岛素的存在有关，可减少外周组织和肝脏的胰岛素抵抗，增加依赖胰岛素的葡萄糖的处理，并减少肝糖的输出。本品可减少胰岛素抵抗导致的高血糖、高胰岛素血症及高甘油三酯血症。用法用量：成人口服给药每次吡格列酮 15～30mg，每日一次早饭前或早饭后。另外，根据患者性别、年龄和症状可适当调整，但最大限量为 45mg。老年人通常生理功能减退，因而从每日一次 15mg 开始服药为宜。有心力衰竭、血清丙氨酸转氨酶大于 2～5 倍正常值上限或出现黄疸，以及严重骨质疏松和骨折病史的患者，禁用吡格列酮。

三、减肥药

用于脂肪肝患者经基础治疗半年不能减轻 5% 的体重；每月减重＜0.5kg 或减重后体重迅速回升；BMI≥30kg/m²；BMI≥27kg/m² 伴≥2 个代谢综合征组分者［①腰围：男性＞102cm，女性＞85cm；②TG＞1.69mmol/L；③HDL-C：男性＜1.04mmol/L，女性＜1.29mmol/L；④血压＞130/85mmHg；⑤空腹血糖＞6.1mmol/L］。

脂酶抑制剂：奥利司他

奥利司他可用于肥胖或体重超重的脂肪肝患者的治疗。它通过与胃中的胃脂肪酶和小肠腔内的胰脂肪酶的活性丝氨酸部位形成共价键，使酶失活，而发挥治疗作用。失活的酶不能将食物中的脂肪（主要是甘油三酯）水解为可吸收的游离脂肪酸和单酰基甘油。未消化的甘油三酯不能被身体吸收，从而减少热量摄入，控制体重。用法用量：成人，餐时或餐后1h内口服1粒。如果有一餐未进或食物中不含脂肪，则可省略一次服药。

四、降脂药

在治疗原发疾病，控制饮食、增加运动3～6个月后若出现以下情况：①总胆固醇（TC）＞6.46mmol/L；②血清低密度脂蛋白胆固醇（LDL-C）＞4.14mmol/L；③血清高密度脂蛋白胆固醇（HDL-C）＜0.90mmol/L；④TG＞2.26mmol/L；可考虑使用降脂药。主要分为以下三类。

1.他汀类（适用于伴高LDL-C、低HDL-C的脂肪肝患者，如阿托伐他汀）

阿托伐他汀是HMG-CoA还原酶的选择性、竞争性抑制剂。HMG-CoA的作用是将羟甲基戊二酸单酰辅酶A转化成甲羟戊酸，即包括胆固醇在内的固醇前体。临床研究、病理研究和流行病学研究显示，总胆固醇（TC）、低密度脂蛋白胆固醇（LDL-C）和载脂蛋白B（apo B）血浆水平升高促进人动脉粥样硬化形成，是心血管疾病发生的危险因素，而高密度脂蛋白胆固醇水平升高则与心血管疾病风险的降低相关。阿托伐他汀可通过抑制肝脏内HMG-CoA还原酶及胆固醇的合成而降低血浆胆固醇和脂蛋白水平，并通过增加肝脏细胞表面的LDL受体数以增强低密度脂蛋白的摄取和分解代谢，同时，也降低低密度脂蛋白生成和低密度脂蛋白颗粒数。适应证为伴高胆固醇血症的脂肪肝患者。包括家族性高胆固醇血症（杂合子型）或混合型高脂血症患者，如果饮食治疗和其他非药物治疗疗效不满意，应用本品可治疗其TC升高、LDL-C升高、载脂蛋白B（Apo B）升高和甘油三酯（TG）升高。常用的起始剂量为10mg，每日一次。剂量调整时间间隔应为4周或更长。本品最大剂量为每天一次80mg，可在一天内的任何时间服用，并不受进餐影响。阿托伐他汀可引起肝功能生化指标异常，而降低用药剂量、药物中断或停止用药后，可使转氨酶水平恢复到或接近治疗前水平而无后遗症。治疗前、治疗开始后12周及剂量增加后12周应检查肝功能，此后应定期（如每半年）检查。通常肝酶异常发生在阿托伐他汀治疗前3个月内，患者的转氨酶升高应当监测直至恢复正常。如果血清ALT或AST持续升高超过正常值上限3倍以上，建议减低本品用药剂量或停止用药。

2.贝特类（适用于伴TG增高为主的混合性高脂血症的脂肪肝患者，如吉非罗齐）

吉非罗齐为氯贝丁酸衍生物类血脂调节药，其降血脂的作用机制可能涉及周围脂肪分解，减少肝脏摄取游离脂肪酸而减少肝内甘油三酯形成，抑制极低密度脂蛋白载脂蛋白的合成而减少极低密度脂蛋白的生成。本品降低血甘油三酯而增高血高密度脂蛋白浓度，有临床研究显示5年安慰剂对照研究显示本品能减低严重冠心病猝死、心肌梗死的发生。适用于严重Ⅳ或Ⅴ型高脂蛋白血症、冠心病危险性大而饮食控制、减轻体重等治疗无效者。也适用于Ⅱb型高脂蛋白血症、冠心病危险性大而饮食控制、减轻体重、其他血脂调节药物治疗无效者。用法用量：成人常用量口服，一次0.3～0.6g，一日2次，早餐及晚餐前30min服用。严重肝肾功能不全者禁用。

3. 普罗布考（降脂兼胰岛素增敏及抗氧化特性）

普罗布考为血脂调节药并具有抗动脉粥样硬化作用。其降脂作用是通过降低胆固醇合成，促进胆固醇分解使血胆固醇和低密度脂蛋白降低。本品对血甘油三酯的影响小。本品有显著的抗氧化作用，能抑制泡沫细胞的形成，延缓动脉粥样硬化斑块的形成，消退已形成的动脉粥样硬化斑块。已有的研究未发现本品有致癌、致突变的作用。本品适用于伴高胆固醇血症的脂肪肝患者。成人常用量：每次0.5g，每日2次，早、晚餐时服用。服用本品可使血清转氨酶、胆红素、肌酸磷酸激酶、尿酸、尿素氮短暂升高。服用本品期间应定期检查心电图Q-T间期。服用三环类抗抑郁药、Ⅰ类及Ⅲ类抗心律失常药和吩噻嗪类药物的患者服用本品发生心律失常的危险性大。

五、氯沙坦

氯沙坦是一种血管紧张素Ⅱ受体拮抗剂，可改善胰岛素抵抗和组织中铁沉积，具有抗肝脂肪病变及抗肝纤维化作用。临床上可应用于NAFLD合并高血压患者的治疗。通常剂量为50mg，qd，治疗3～6周后达到最大抗高血压效应。

六、酒精性脂肪肝药物治疗

1. 美他多辛

美他多辛可降低血中乙醇，体内乙醇主要经乙醇脱氢酶（ADH）转化为乙醛，少量经微粒体乙醇氧化酶转化为乙醛，乙醛又经乙醛脱氢酶（ALDH）转化为乙酸，再经三羧酸循环最后氧化为CO_2和H_2O。因乙醇的代谢速度主要取决于肝内代谢酶的活力，故应与其可阻止乙醇脱氢酶（ADH）的失活有关，可使体内ADH维持在正常水平，还有研究表明，美他多辛能加速乙醇及其代谢产物乙醛和酮体经肾脏排泄。不良反应：长期服用本药或大量服用，偶尔可使少数患者发生周围神经疾病，暂停服药后多可自行减退。禁忌证：已知对本品过敏者、支气管哮喘患者禁用。

2. 护肝及抗氧化药物

腺苷蛋氨酸治疗可以改善酒精性肝病患者的临床症状和生物化学指标；多烯磷脂酰胆碱对酒精性肝病患者有防止组织学恶化的趋势；甘草酸制剂，水飞蓟素类、双环醇、多烯磷脂酰胆碱和还原型谷胱甘肽等药物有不同程度的抗氧化、抗炎、保护肝细胞膜及细胞器等作用。

第十四节
治疗脂肪肝的常用中草药、方剂、中成药

一、常用中草药

（一）解表药

薄荷

薄荷（图 3-1）性味辛，凉。归肺、肝经。具有疏散风热、清利头目、利咽透疹、疏肝行气之功效，常用于治疗脂肪肝、胆囊炎、感冒等疾病。《证类本草》注："主贼风伤寒发汗，恶气，心腹胀满，霍乱，宿食不消，下气。"本品入肝经，能疏肝行气，常配伍柴胡、白芍、当归等疏肝理气养血调经之品，如出自《太平惠民和剂局方》的逍遥散。薄荷主要化学成分

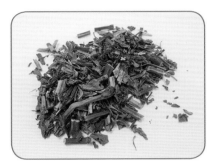

图 3-1　薄荷

为挥发油，如薄荷醇、薄荷酮等。药理作用主要包括保肝、利胆作用，研究发现薄荷注射液皮下注射对四氯化碳造成的大鼠肝损害有一定对抗作用，使肝细胞的肿胀、变性、坏死等病理变化明显减轻，血清谷丙转氨酶活性明显降低；另外给大鼠灌服薄荷醇（260mmol/kg）3～4h 后，胆汁排出量增加约 4 倍，随后减少。

柴胡

柴胡（图 3-2）性味苦、辛，微寒，归肝、胆经。具有解表退热，疏肝解郁，升举阳气之功效。《神农本草经》注："主心腹肠胃中结气，饮食积聚，寒热邪气，推陈致新。久服轻身、明目、益精。"治疗肝失疏泄，气机郁阻所致的胸胁或少腹胀痛、情志抑郁、肝区不适等症，常与香附、川芎、白芍同用，如《景岳

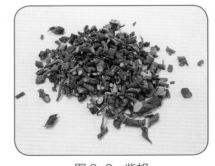

图 3-2　柴胡

全书》的柴胡疏肝散。若肝郁血虚，脾失健运，倦怠乏力，胸胁作痛，神疲食少，脉弦而虚者，常配伍当归、白芍、白术、茯苓等，如《太平惠民和剂局方》，的逍遥散。

柴胡其性升散，古人有"柴胡劫肝阴"之说，阴虚阳亢，肝风内动，阴虚火旺及气机上逆者忌用或慎用。

柴胡化学成分主要含柴胡皂苷（a、b、c、d 四种）、甾醇、挥发油、脂肪油和多糖等。现代药理研究表明，柴胡有较好的抗脂肪肝、抗肝损伤、利胆、降低转氨酶、兴奋肠平滑肌、抑制胃酸分泌、抗溃疡、抑制胰蛋白酶等作用。柴胡皂苷 a 亦对四氯化碳引起的小鼠实验性肝损伤有保护作用，可使过氧化脂质含量降低，肝脏中谷胱甘肽（Glutathione，GSH）含量升高，血清中 ALT 含量下降，肝脏中 TG 含量降低，说明具有保护肝细胞损伤和促进肝脏中脂质代谢的作用。柴胡皂苷还能使摄取含胆固醇饲料大鼠的血浆胆固醇与甘油三酯降低，且以后者较为明显。柴胡皂苷 a、d 与皂苷元 A、D 均有降低血胆固醇作用，可能由于柴胡皂苷可以增加胆固醇和它的代谢物从胆汁与粪便排泄。对雄性 Wistar 大鼠，用含有 2% 胆固醇和 1% 胆汁酸的精制饲料喂养 9 天后，经口给予从三岛柴胡中提取的柴胡皂苷，结果显示柴胡皂苷可使大鼠血清总胆固醇、甘油三酯、HDL-C、LDL-C、VLDL 等代谢物都有明显改善。柴胡皂苷对多种原因引起的动物实验性肝损伤均有一定的治疗作用，能使 ALT、AST 降低，使肝组织的损伤减轻。有临床研究，柴胡、五味子、甘草三味药水煎浓缩治疗转氨酶升高 48 例，结果显示转氨酶均接近正常值。

桑叶

桑叶（图 3-3）性味甘、苦，寒。归肺、肝经。具有疏散风热，清肺润燥，平抑肝阳，清肝明目之功效。可用治疗肝经风热之天行赤眼、目赤肿痛、目色眩赤、双目痛痒、羞明流泪，或风热上攻之目赤头痛证，可用本品单味滚水冲泡，晾温洗眼；或配伍菊花、蝉蜕、夏枯草、决明子等疏散风热、清肝明目之品。可用治疗肝阳上亢、头痛眩晕、耳鸣心悸、手足躁扰、甚则狂乱惊厥，或热极动风之证，常与菊花、石决明、白芍等平抑肝阳药同用；若用于肝经热盛，热极动风，或肝风内动，孕妇子痫，产后惊风等，当配羚羊角、钩藤、茯神、白芍、生地等凉肝息风之品同用；若肝阴不足，目失所养，眼目昏花等症，常配滋补精血之黑芝麻同用；若肝肾不足，经常头目眩晕者，可配菊花、枸杞子、决明子，水煎代茶饮。主要

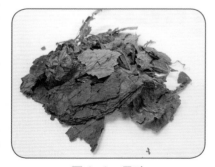

图 3-3 桑叶

化学成分含有黄酮类、甾醇类和其他类化合物。现代实验研究表明，桑叶具有降血糖、降血脂、抗菌、抗炎等作用，现代动物实验研究表明适量桑叶 1-脱氧野尻霉素水提液能降低总胆固醇（TC）、总甘油三酯（TG）、低密度脂蛋白（LDL）、AST、ALT，增加高密度脂蛋白（HDL）、脂肪分解代谢酶的活性，促进脂肪消耗。对于脂肪肝合并代谢综合征患者有一定的治疗作用。

菊花

菊花（图 3-4）性味辛、甘、苦、微寒。归肺、肝经。具有疏散风热、平肝明目、清热解毒之功效。《本草崇原》注："主治诸风头眩肿痛，目欲脱，泪出，皮肤死肌，恶风湿痹。久服利血气，轻身，耐老延年。"本品善疏风清热，清肝泻火，兼能益阴明目，故可用治肝经风热、肝火上攻以及肝肾阴虚所致的目赤肿痛，目暗不明，视物昏花，翳膜附睛等病症。本品入肝经，可平肝潜阳，息风止痉，故与石决明、

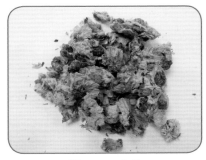

图 3-4　菊花

珍珠母、牛膝等同用，可用治肝阳上亢，头痛眩晕；配羚羊角、钩藤、白芍等同用，可用治痉厥抽搐肝风证，如《通俗伤寒论》中的羚角钩藤汤。

本品化学成分含挥发油、黄酮类、菊苷、氨基酸、水苏碱、腺嘌呤、胆碱、刺槐素、维生素 A、维生素 B_1、维生素 E 等。现代研究表明菊花具有护肝养肝降脂的作用。菊花提取物可降低 TC、TG、丙二醛（MDA）含量，减轻肝组织脂肪变性的程度，有利于防治脂肪肝。

（二）清热药

青蒿

青蒿（图 3-5）性味苦、辛，寒，归肝、胆经。《滇南本草》注："入脾胃，去湿热，治痰火嘈杂，消痰；上清头目，痰火眩晕，头晕，利小便，凉血，止大肠风热下血。退五种劳热，发烧怕冷。少年气盛者吃之，有进饮食之功，令人善饿。痰气盛者，宽中下气，倒饱，心嘈，体虚者忌之。"适用于温邪伤阴、夜热早凉、阴虚发热、骨蒸劳热、外感暑热、发热烦渴、疟疾寒热、湿热黄疸等症。现代药理研究表明青蒿具有抗病毒、利胆、解热、镇痛、抗炎、抗肿瘤等作用。相关动物实验也表

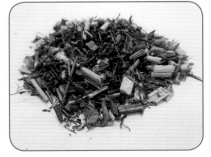

图 3-5　青蒿

明青蒿可减少 NAFLD 小鼠血清 TG、TC、ALT 的产生，降低血脂、改善肝功能及肝组织病理变化，从而对 NAFLD 起到一定的治疗作用。临床上多用于治疗非酒精性脂肪肝病、慢性病毒性肝炎等属于热伏阴分证，表现为夜热早凉、热退无汗、五心烦热、舌红少苔、脉细数等症状时疗效较佳。

生地黄

生地黄（图 3-6）性味甘、苦，寒，归心、肝、肾经。具有清热凉血，养阴生津之功效。《汤液本草》注："凉血补血，补益肾水真阴不足。此药大寒，宜斟酌用之，恐损胃气。"适用于热入营血、舌绛烦渴、斑疹吐衄、阴虚内热、骨蒸劳热、津伤口渴、内热消渴、肠燥便秘等症。现代药理研究表明生地黄具有抗炎、降糖降脂、护肝、增强免疫力、抗过敏、强心、抗脑缺血损伤、抗缺氧、抗肿瘤、催

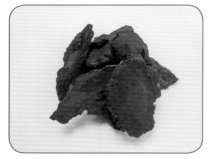

图 3-6　生地黄

眠、止血等作用。其主要通过改善胰岛素抵抗、减少脂肪细胞脂联素、瘦素的分泌而起到治疗脂肪肝的作用。地黄煎剂对小鼠实验性四氯化碳中毒性肝炎有保护作用，能防止肝糖原减少。因生地黄具有养阴生津的功效，故归于热毒内盛之急黄兼耗气津伤者最为适用。慢性肝炎、肝硬化、肝癌基本病机为"热、毒、痰、瘀"，在治疗时多采用鲜生地，临床上多用于治疗脂肪性肝硬化，表现为口干、尿黄、大便干燥、发斑、齿衄、腹部脉络怒张、胁腹刺痛、面色暗、肌肤甲错、舌暗红少津、脉细数等症状时疗效较佳。

龙胆

龙胆（图 3-7）性味苦，寒。归肝、胆经。本品苦寒，清热燥湿之中，尤善清下焦湿热，常用治下焦湿热所致诸症。《医学衷中参西录》注："龙胆草，味苦微酸，性寒，色黄属土，为胃家正药。其苦也能降胃气、坚胃质，其酸也能补益胃中酸汁、消化饮食，凡胃热气逆、胃汁短少、不能食者，服之可以开胃进食……其泻肝胆实热之力，数倍于芍药，而以敛辑肝胆虚热，固不如芍药也。"本品苦寒沉降，善泻肝胆实火，治上述诸症，多配柴胡、黄芩、栀子等药用，如《兰室秘藏》中的龙胆泻肝汤。本品化学成分含龙胆苦苷、龙胆碱、龙胆糖等。现代药理实验

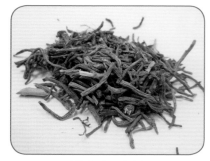

图 3-7　龙胆

研究表明，龙胆苦苷有直接保肝降脂作用，龙胆苦苷的保护肝细胞作用在一定范围内与剂量成正比。实验证明，龙胆苦苷对四氯化碳和 D- 氨基半乳糖所致化学性肝损伤的整体动物有保护作用。用龙胆苦苷注射液给小鼠腹腔注射（相当于生药 30mg/kg），能明显减轻因四氯化碳所引起的小鼠化学性肝细胞损伤，且能减轻给药组动物肝坏死和肝细胞的病变程度，给药组肝细胞内糖原含量明显高于四氯化碳组，提示其对四氯化碳所致肝细胞糖原合成障碍有拮抗作用。

黄芩

黄芩（图 3-8）性味苦，寒。归肺、胆、脾、胃、大肠、小肠经。《本草经解》注："主诸热，黄疸，肠澼，泄利，逐水，下血闭，（治）恶疮，疽蚀，火疡。"具有清热燥湿，泻火解毒，止血、安胎之功效。主要化学成分为黄酮类，其中以黄芩苷元、黄芩苷为主要有效成分。现代实验研究表明，黄芩苷可改善胰岛素抵抗，通过明显激活线粒体脂肪酸 β- 氧化的限速酶（CPT1A）的活性，从而加速脂肪酸的降

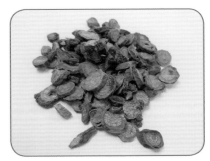

图 3-8　黄芩

解。同时，黄芩有保肝利胆作用，其乙醇提取物及黄芩素、黄芩苷可促进家兔胆汁分泌、降低血清血胆红素；对于乙醇或 LPO 所致实验动物血清 ALT、AST 升高，黄芩黄酮可显著抑制之。

栀子

栀子（图 3-9）性味苦，寒。归心、肺、三焦经。《本草新编》注："专泻肝中之火，其余泻火，必借他药引经而后泻之也。止心胁疼痛，泻上焦火邪，祛湿中之热，消五痹黄病，止霍乱转筋赤痢。用之吐则吐，用之利则利。"具有泻火除烦，清热利湿，凉血解毒之功效。本品有清利肝胆湿热之功效，可用治脂肪肝证属湿热蕴结证，常配茵陈、大黄等药用，如《伤寒论》中的茵陈蒿汤，或配黄柏用，如《金

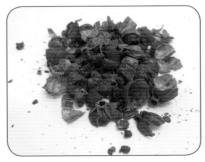

图 3-9　栀子

匮要略》中的栀子柏皮汤。本品化学成分主含环烯醚萜苷类，如栀子苷、去羟栀子苷和山栀苷等。现代药理实验研究表明，栀子提取物对结扎胆总管动物的肝酶升高有明显的降低作用，对脂肪肝大鼠具有增强胰岛素敏感性及抗脂肪肝的作用。另有报道栀子还能减轻四氯化碳引起的肝损害。栀子不同炮制品对四氯化碳所致

小鼠急性肝损伤有明显的保护作用，以生品作用最强，炒炭无效。半乳糖胺所致大鼠暴发性肝炎，栀子水煎液灌胃有明显保护作用，可降低病死率。对异硫氰酸α-萘脂（Anit）大鼠急性黄疸模型，栀子灌胃可均明显降低血清胆红素、谷丙转氨酶和谷草转氨酶。栀子正丁醇提取物对Anit引起的肝组织灶性坏死、胆管周围炎和片状坏死等病理变化有明显保护作用。

熊胆

熊胆（图3-10）性味苦，寒。归肝、胆、心经。《本草新编》注："驱五疳杀虫，敷恶疮散毒。痔漏涂之，立建奇功。此物至寒，能退大热，可一用，而不可再用者也，存之以治火热而兼湿病者。"具有清热解毒、息风止痉、清肝明目之功效。主治肝火炽盛，热极生风所致的高热惊风、癫痫、子痫，手足抽搐。本品化学成分主含胆汁酸类的胆酸、熊去氧胆酸，鹅去氧胆酸、去氧胆酸、牛黄熊去氧胆酸、牛黄

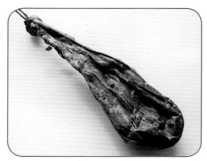

图3-10 熊胆

鹅去氧胆酸、牛黄胆酸等。胆汁酸盐的主要药理作用是促进胆汁分泌。熊胆水溶液给麻醉兔静脉注射，可显著增加其胆汁分泌量。给猴口服去氧胆酸后，胆汁及胆汁酸的分泌量亦明显增加。现代药理学研究发现熊胆粉所含的胆汁酸盐能促进脂肪、类脂质及脂溶性维生素的消化吸收。鹅去氧胆酸有溶解胆结石的作用。其所含熊去氧胆酸能降低血中胆固醇和甘油三酯；并有很强的解痉作用。熊胆具有明显的保肝作用，体外试验表明，熊胆对四氯化碳体外培养的大鼠肝细胞损伤有明显的保护作用，熊去氧胆酸可能是熊胆保肝的有效成分之一，熊去氧胆酸可防止去氧胆酸、牛黄胆酸所致肝细胞损伤。引流熊胆灌服可对抗四氯化碳所致小鼠血清GPT的升高，并防止四氯化碳所致肝细胞的变性、坏死。

赤芍

赤芍（图3-11）性味苦，微寒。归肝经。《本草易读》注："泻肝火，散瘀血，疗腹痛，除积结。去肠风痛肿，调血痹疝瘕，利水有力，行经差强。"具有清热凉血，散瘀止痛之功效。赤芍主要化学成分为芍药苷、羟基芍药苷、芍药新苷、苯甲酸芍药苷以及胡萝卜苷等。药理作用主要为保肝降脂降糖和抗肝纤维化作用，研究发现赤芍精可通过改善胰岛

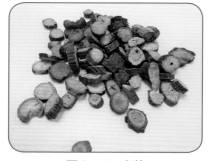

图3-11 赤芍

素抵抗、降低瘦素分泌起到治疗脂肪肝、糖尿病的作用。大剂量 D- 半乳糖胺所致大鼠急性重度肝损伤，赤芍静脉注射可使病死率有所下降，肝萎缩程度明显减轻；赤芍还可显著减轻 D- 半乳糖胺所致大鼠 ALT 的大幅度上升，光镜及电镜观察也可见赤芍可明显保护此时肝细胞膜和细胞器的损伤，减轻肝细胞的变性坏死及间质炎细胞的浸润；此外，临床及实验研究均可见赤芍可改善脂肪肝肝炎后肝纤维化变化，促进肝纤维组织的重吸收。临床报道示赤芍对多种肝病有良好的疗效。

牡丹皮

牡丹皮（图 3-12）性味苦、辛，微寒。归心、肝、肾经。《长沙药解》注："达木郁而清风，行瘀血而泻热，排痈疽之脓血，化脏腑之癥瘕。"具有清热凉血、活血祛瘀之功效。牡丹皮主要化学成分为根皮含芍药苷、氧化芍药苷、牡丹酚苷、牡丹酚原苷、牡丹酚等。药理作用主要为保肝作用，研究发现丹皮总苷可明显抑制四氯化碳和乙醇引起的小鼠血清 SGPT升高和脂质过氧化的产生，对氨基半乳糖所致

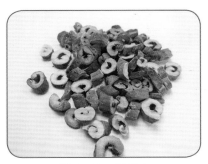

图 3-12 牡丹皮

小鼠化学性肝损伤有保护作用，可降低 ALT、AST，减轻肝细胞的变性和坏死的程度。丹皮总苷还能促进小鼠肝脏糖原合成和提高血清蛋白含量的作用，可明显降低肝匀浆脂质过氧化产物 MDA 的含量，提高血清和肝脏谷胱甘肽过氧化物酶活力。

绞股蓝

绞股蓝（图 3-13）性味苦，寒。归肺、脾、肾经。具有清热解毒、止咳祛痰的功效。可用于治疗慢性支气管炎，脂肪性肝炎、传染性肝炎，肾炎，胃肠炎等相关疾病。其主要成分是含绞股蓝皂苷（aypenoside，GPS）1～52，其中 3、4、8、12 分别与人参皂苷（Rb1、Rb3、Rb、Rf2）结构相同，另含有黄酮、糖类。此外绞股蓝能抑制脂肪细胞产生游离脂肪酸及合成中性脂肪。用大鼠附睾的脂肪组织制备脂肪

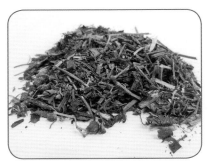

图 3-13 绞股蓝

细胞进行培养，在培养液中加入促肾上腺皮质激素或肾上腺素可使脂肪细胞分解而产生游离脂肪酸，如同时添加 GPS 则减少游离脂肪酸的生成量达 28% 左右。

以脂肪细胞和示踪化合物 14C- 葡萄糖在 37℃共同培育 30min，测定脂肪细胞的每分钟脉冲数（CPM）作为葡萄糖进入细胞合成为中性脂肪的指标，培养液添加 GPS 后，每克脂肪细胞测得的 CPM 数仅为未加 GPS 组的 50% 左右。提示绞股蓝有可能成为新的脂质代谢调节药物。

当药

当药（图 3-14）性味苦，寒。归肝、胃、大肠经。始载于《内蒙古中草药》，为龙胆科植物瘤毛獐牙菜的干燥全草。当药全草入药，具有清热、泻火解毒、利湿、健脾之功效。常用于治疗用于治疗脂肪肝、胃肠炎、急慢性及传染性肝炎、痢疾等疾病。当药醇提物对 CCl_4 诱导大鼠血清中的胆汁酸和总胆红素、AST 和 ALT 均有降低活性和含量的作用，降酶、退黄功效显著，并具有一定的保肝作用，对于脂肪性肝炎具有保肝降酶的作用。并且可以减少胃黏膜的损害程度，降低胃溃疡的发生。

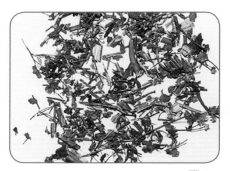
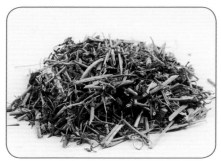

图 3-14　当药

（三）泻下药

大黄

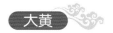

大黄（图 3-15）性味苦，寒。归脾、胃、大肠、肝、心包经。《长沙药解》注："泻热行瘀，决壅开塞，下阳明之燥结，除太阴之湿蒸，通经脉而破症瘕，消痈疽而排脓血。"具有泻下攻积、清热泻火、凉血解毒、逐瘀通经之功效。大黄具有显著的保肝、利胆作用，常用方剂如茵陈蒿汤、胆道排石汤。实验证明大黄可促进犬和猫胆汁分泌，使胆红素和胆汁酸含量增加。静脉滴注大黄注射液 5～15min 胆汁流量增加，8～10min 左右最明显，30min 才逐渐恢复。其作用机制主要是

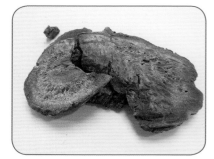

图 3-15　大黄

促进肝小叶胆汁分泌，此作用可能与大黄能疏通胆小管及微细胆小管胆汁瘀滞及增加胆管舒缩有关。其退黄作用与大黄加强胆红素排泄及抑制溶血反应有关。家犬实验结果显示，大黄通过松弛 Oddis 括约肌来促进胆汁排泄。同时，大黄还具有保肝降脂作用。对四氯化碳所致急性大鼠肝损伤，大黄可使其血清谷丙转氨酶活性明显下降，明显缓解肝细胞肿胀、变性及坏死，明显增加肝蛋白、核酸和糖原，并促进肝细胞再生。对脂肪肝大鼠模型，大黄可显著改善肝组织病理的脂肪沉积、保护肝细胞膜。对半乳糖胺所致大鼠急性肝损伤，大黄组可推迟肝昏迷发生时间，使血氨下降，降低肝昏迷病死率，故认为大黄有防治肝昏迷作用。

（四）化湿药

苍术

苍术（图 3-16）性味辛、苦，温。归脾、胃、肝经。具有燥湿健脾，祛风散寒之功效。《本草纲目》注："脾精不禁，小便漏浊淋不止，腰背酸痛，宜用苍术以敛脾精，精生于谷故也。"常用于治疗脘腹胀痛，胁痛，泄泻，水肿，风湿痹痛，脚气痿躄，风寒感冒，雀目等症。本品化学成分主含挥发油，油中主含苍术醇。实验研究发现，苍术具有保肝降脂作用。体外实验发现，茅苍术提取物及 β- 桉叶醇、茅

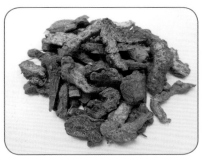

图 3-16　苍术

术醇、苍术酮对四氯化碳及 D- 氨基半乳糖诱发的一级培养鼠肝细胞损害均有显著的预防作用。对 β- 桉叶醇及茅术醇的一些衍生物，以抗肝毒性为指标，进行构效关系研究，结果发现，倍半萜类化合物的氢化作用并未引起活性的明显改变；在二氢桉叶醇的 C-3 位引入羟基和羧基，对四氯化碳诱发的肝损害模型，分别使活性增加和降低，而对 D- 氨基半乳糖诱发的肝损伤模型，则未观察到本质的改变；茅术醇的氧化可明显使活性减小。体外筛选研究发现，苍术的某些样品对实验性四氯化碳诱发的肝细胞毒性，有显著的抗肝毒性，从而能够预防肝细胞损害，但苍术中具有抗炎作用的倍半萜内脂成分未见与上一致结果。此外，苍术煎剂对肝脏蛋白质合成亦有明显促进作用。

（五）利水渗湿药

茵陈

茵陈（图 3-17）性味苦、辛，微寒。归脾、胃、肝、胆经，《医学衷中参西录》注："茵陈者，青蒿之嫩苗也。秋日青蒿结子，落地发生，贴地大如钱，至冬霜

雪满地，萌芽无恙，甫经立春即勃然生长，宜于正月中旬采之。其气微香，其味微辛微苦，秉少阳最初之气，是以凉而能散。"具有清利湿热、利胆退黄之功效，为治黄疸要药；随着对茵陈临床应用及药理作用研究的不断深入，目前不仅用于黄疸，还用于中毒性肝炎、急慢性胆囊炎、脂肪肝等疾病的治疗。主要化学成分为香豆素类、色原酮类、黄酮类、香豆酸及挥发油等。近代医学实验研究以及大量临床资料

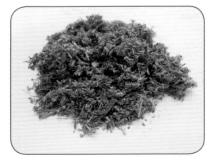

图 3-17 茵陈

证实茵陈醇提物对 FFA 诱导的 HepG2 细胞脂肪变性，TNF-α 分泌有显著的抑制作用，其作用与抑制组织蛋白酶 B（ctsb）等基因和蛋白表达有关。茵陈还可加速胆汁排泄，从而帮助消化，促进食欲，增进脂溶性维生素 A、维生素 D 及钙的吸收，同时还可以促进机体核酸、蛋白质代谢，改善肝内循环，防止肝细胞坏死，促进肝细胞再生等作用。

茯苓

茯苓（图 3-18）性味甘、淡，平。归心、脾、肾经。具有利水渗湿，健脾，宁心之功效。临床用于治疗水肿，痰饮，脾虚泄泻，心悸失眠等症。本品化学成分主含 β- 茯苓聚糖，现代药理研究，茯苓具有保肝降脂抗纤维化作用。茯苓注射液 1.4g/kg 给大鼠皮下注射，每日1 次，连续 8 日，可对抗四氯化碳所致肝损伤的谷丙转氨酶升高，防止肝细胞坏死。实验性肝硬变动物经茯苓醇治疗 3 周后，肝硬变明显减

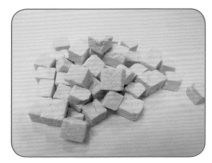

图 3-18 茯苓

轻，肝内胶原蛋白含量低于对照组，而尿羟脯氨酸排出量高于对照组。表明茯苓可促进实验性肝硬变动物肝脏胶原蛋白降解，使肝内纤维组织重吸收。另外，茯苓多糖有增强免疫功能的作用。

泽泻

泽泻（图 3-19）性味甘，寒。归肾、膀胱经。《长沙药解》注："燥土泻湿，利水通淋，除饮家之眩冒，疗湿病之燥渴，气鼓水胀皆灵，膈噎反胃俱效。"具有利水渗湿，泄热之功

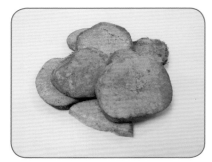

图 3-19 泽泻

效。临床应用于水肿，小便不利，泄泻，眩晕等症。本品化学成分主要含泽泻萜醇 A、B、C，挥发油，生物碱，天门冬素，树脂等。现代药理研究，本品具有抗脂肪肝的作用。泽泻可使饲以胆固醇和高脂食物的家兔的肝脏脂肪含量降低，表明有抗脂肪肝作用。泽泻提取物，每日 200mg/kg，腹腔注射，连续 5 日，对四氯化碳引起的大鼠损伤性脂肪肝有保护作用，亚硫酸氢盐处理后测序（BSP）试验保护率为 59.8%，并使肝脂肪量降低。脂肪性饲料中添加 5% 的泽泻粉，可抑制大鼠肝脂肪的蓄积。泽泻的多种组分以 0.01%～0.1% 的比例添加至低蛋白高脂饲料中，对大鼠均有不同程度的抗脂肪肝作用。

虎杖

虎杖（图 3-20）性味苦，微寒。归肝、胆、肺经，具有利胆退黄、清热解毒、活血祛瘀、祛痰止咳之功效。主要化学成分含蒽醌类化合物（大黄素、大黄酚、大黄酸、大黄素甲醚等）和酚性成分（6-羟基芦荟-大黄素、大黄素-8-单甲醚等）及多糖（D-葡萄糖、D-半乳糖、D-甘露糖、D-鼠李糖和 L-阿拉伯糖）维生素等。近代医学实验研究以及大量临床资料证实虎杖明显减轻 CCl_4 引起的肝组织及肝细胞损伤，

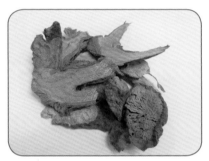

图 3-20　虎杖

具有保护作用，能通过减少细胞内 TG 的生成，从而阻止肝细胞脂肪变性，具有保肝降脂作用。虎杖苷能显著降低动脉粥样硬化大鼠血清 TC、TG、LDL 水平，显著升高 HDL 水平，改善肝脏的脂肪变性和炎症细胞浸润。虎杖煎剂体外有抗菌作用，对多种病毒均有抑制作用，还具有改善损伤肝组织的微循环，抑制白细胞、血小板与肝脏内皮细胞的黏附，具有促进肝细胞再生、修复损伤的能力。虎杖苷可以改善脂肪肝病理学改变和肝细胞脂质沉积，起到保护肝脏的作用。以虎杖研粉内服，治上消化道出血；配柴胡同用，治胆石症。中成药虎杖片治疗慢性乙型活动性肝炎早期纤维化疗效肯定，无明显副作用，能明显改善肝脏血液循环，减少脂质过氧化。虎杖清肝汤对慢性乙型肝炎有较好的临床疗效和抗肝纤维化作用。

（六）温里药

吴茱萸

吴茱萸（图 3-21）性味辛、苦，热，有小毒。归肝、肾、脾、胃经，具有散寒止痛、降逆止呕、助阳止泻之功效。《本草经集注》注："主温中下气，止痛，

咳逆、寒热，除湿血痹，逐风邪，开腠理。"常用治寒疝腹痛、厥阴头痛、脘腹冷痛、血瘀痛经、寒湿脚气肿痛、胁痛及呕吐吞酸等症。化学成分含挥发油和生物碱，吴茱萸酸及吴茱萸苦素等，挥发油中主要为吴茱萸烯、罗勒烯、月桂烯、吴茱萸内脂等；生物碱即吴茱萸碱、吴茱萸次碱、羟基吴茱萸碱等。近代医学实验研究以及大量临床资料证实吴茱萸水煎剂有保肝降脂、预防病毒性肝炎作用，吴茱萸碱能显

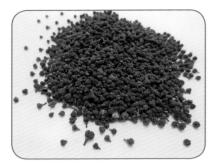

图 3-21　吴茱萸

著提高 AS 大鼠模型血清中 HDL 的含量，显著降低 TC、TG、LDL 水平。另外，吴茱萸总生物碱对 CCl_4 致大鼠实验性肝纤维化有保护作用，其作用机制与抗脂质过氧化有关。

小茴香

小茴香（图 3-22）味辛，温。归肝、肾、脾、胃经，具有散寒止痛、理气和中之功效。《唐本草》中记载"茴香善主一切渚气，为温中散寒、立行渚气之要品"，常用于治疗食欲减退、恶心呕吐、腹部冷痛、睾丸肿痛、脘腹胀满作痛等症。近代医学实验研究以及大量临床资料证实小茴香有减少 TNF-α 的分泌，抑制肝脏炎症，抗肝脂质过氧化，改善肝脏纤维化的作用，还可减轻急性肝损伤所带来的影响。另

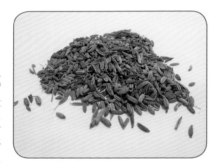

图 3-22　小茴香

外，小茴香可降低肝硬化腹水 ALD、NOS 水平，对肝硬化腹水有明显的利尿消腹水及改善肝功能的作用。除此之外，小茴香分离的植物聚多糖有抗癌作用。

（七）理气药

陈皮

陈皮（图 3-23）性味辛、苦，温。归脾、肺经。具有理气健脾，燥湿化痰之功效。化学成分含川陈皮素、橙皮苷、新橙皮苷、橙皮素等。现代药理研究证实，保肝、降脂、降酶、利胆之功效。川陈皮素可以降低血清中 TC、TG 和 LDL-C 水平，同时可降低肝脏指数、

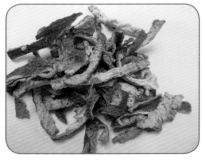

图 3-23　陈皮

AST 和 ALT 水平，改善肝脏脂肪变性情况。川陈皮素具有降血脂、预防肥胖及肝脏脂肪变性的作用。陈皮的纯提取物对 α- 萘异硫氰酸酯（ANIT）引起的大鼠肝损伤有保护作用。陈皮不仅能够抑制 ANIT 引起的血清中胆红素浓度的增加，还能抑制作为肝实质损害参数的肝内酶的释放。甲基橙皮苷能增加麻醉大鼠胆汁及胆汁内固体物质的排泄量；合用维 C 和生素 K$_4$ 可增强利胆效果。柠檬烯对胆固醇结石有理想的溶石作用。

青皮

青皮（图 3-24）性味苦、辛，温。归肝、胆、胃经，具有疏肝破气、消积化滞之功效，《本草纲目》注："治胸膈气逆，胁痛，小腹疝痛，消乳肿，疏肝胆，泻肺气。"凡肝气郁积之胁痛、乳核、疝气，甚至癥瘕积聚等证，均可应用。化学成分主要含挥发油，油中主要成分为右旋柠檬烯、枸橼醛等。尚含橙皮苷、新橙皮苷、川陈皮素、黄酮类，以及肌醇、对羟福

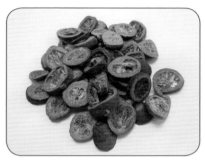

图 3-24　青皮

林、B 族维生素、维生素 C 等。近代医学实验研究以及大量临床资料证实青皮煎剂能降低血清 AST、ALT 活性，降低 MDA 含量，增加 SOD 活性，并能有效地减轻肝细胞的变性、坏死，具有预防肝损伤的保护作用。另外，青皮煎剂能抑制肠管及胆囊平滑肌，并有利胆作用。

川楝子

川楝子（图 3-25）性味苦，寒，有小毒。归肝、胃、小肠、膀胱经，具有行气止痛、疏肝泄热功效，治疗肝胃气滞或肝郁化火之胁肋胀痛、脘腹胀满、疝气作痛。主要化学成分含川楝素、异川楝素等多种三萜类成分。川楝子具有降血脂、保护降酶等作用，可用于治疗脂肪肝。近代医学实验研究以及大量临床资料证实川楝子可使大鼠肝微粒体酶蛋白含量增加，

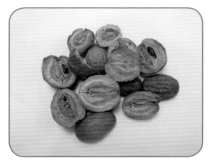

图 3-25　川楝子

对肝细胞色素 P4503A1 活性具有诱导作用，使睾酮代谢生成速率及肝脏总代谢睾酮的能力增强。另外，川楝子能兴奋肠管平滑肌，有利胆作用。然而长期大量给予川楝子可对肝脏产生明显的毒性。

香附

香附（图 3-26）性味辛、微苦、微甘，平。归肝、三焦经，具有疏肝理气、调经止痛之功效。凡肝气郁滞之胸胁脘腹胀痛、妇女月经不调、痛经经闭以及胎产诸病，均可用之。主要化学成分含挥发油，其主要成分为 β- 蒎烯、香附子烯、α- 香附酮、β- 香附酮。近代医学实验研究以及大量临床资料证实香附总黄酮可降低

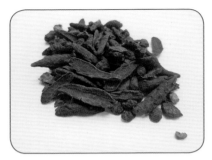

图 3-26　香附

大鼠模型的 TG、TC、LDL-C 及血糖水平，升高 HDL-C 值。香附总黄酮可有效降血糖，调节血脂及氧化应激紊乱。香附醋制后可增强肝细胞膜的通透性，能增强疏肝理气止痛作用。其水煎剂能降低肠管紧张性和拮抗乙酰胆碱，促进胆汁分泌。

木香

木香（图 3-27）性味辛、苦，温。归脾、胃、大肠、胆经，具有行气、调中、止痛之功效，以治脾失运化、肝失疏泄而致湿热郁蒸、气机阻滞之胁痛、脘腹胀痛或黄疸。主要化学成分含挥发油，其中主要成分为木香醇、木香烯内酯等。近代医学实验研究以及大量临床资料证实木香煎剂有降脂、保肝降酶促进胃液分泌、促进胃肠蠕动、促进胆囊收缩、抗消化

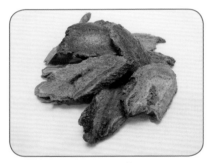

图 3-27　木香

性溃疡等作用。另外，去氢木香内酯可显著降低大鼠血清 ALT、AST 的活性及 MDA 的含量，减轻大鼠肝脏坏死性病理改变，对大鼠肝脏损伤有较好的保护作用。木香可用于治疗脂肪肝胆绞痛等疾病。

佛手

佛手（图 3-28）性味辛、苦，温。归肝、脾、胃、肺经，具有疏肝解郁、理气和中、燥湿化痰之功效，主治肝郁气滞、肝胃不和及脾胃气滞诸证。主要化学成分含柠檬油素等香豆精类。近代医学实验研究以及大量临床资料证实佛手黄酮可降低新西兰兔模型的血清 TC、LDL-C、MDA、IL-1β 水平，具有调节血脂和抗动脉粥

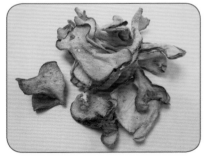

图 3-28　佛手

样硬化作用。佛手可治疗脂肪肝、慢性咽喉炎等疾病。佛手多糖对移植性肝肿瘤具有抑制作用，且基本无毒或毒性轻微。

玫瑰花

玫瑰花（图 3-29）性味甘、微苦，温。归肝、胃经，具有行气解郁、活血止痛之功效，常用于肝胃不和以及气滞血瘀诸痛证。主要化学成分含挥发油，油中主要为香茅醇、橙花醇、丁香油酚、苯乙醇等。近代医学实验研究以及大量临床资料证实玫瑰花所含挥发油（玫瑰油）能明显改善肝炎恢复期及脂肪肝、胆石症发作期的症状，有降低血脂、促进胆汁分泌的作用。

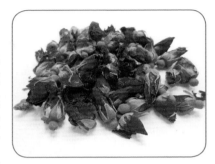

图 3-29　玫瑰花

（八）消食药

山楂

山楂（图 3-30）性味酸、甘，微温。归脾、胃、肝经。《滇南本草》注："消肉积滞、下气、吞酸、积块。"具有消食化积，行气散瘀之功效，可治诸般食积停滞，尤为消油腻肉积之要药。主要化学成分含黄酮类，其成分为槲皮素、牡荆素、金丝桃苷、芦丁等。尚含齐墩果酸等有机酸、亚油酸等脂肪酸、鞣质、糖类、蛋白质及维生素 C 等。近代医学实验研究以及大量临床资料证实山楂总黄酮和山楂酸对大鼠实验性肝损伤具有一定程度的预防作用和抗肝纤维化作用。而山楂总黄酮和丹参酚酸 B 合用能够抑制游离脂肪酸诱导肝细胞内脂滴的增加及肝细胞凋亡，并且能够抑制游离脂肪酸诱导的肝细胞内 JNK 的活化。二者合用是防治非酒精性脂肪性肝炎的重要机制。现代以山楂提取物制成片剂或胶囊剂内服，治脂肪肝、高脂血症、高血压病均有较好疗效。

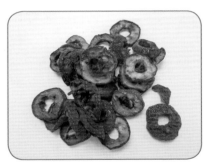

图 3-30　山楂

（九）止血药

三七

三七（图 3-31）药性味甘、微苦，温。归肝、胃经，具有散瘀止血、消肿定痛之功效。适用于咯血、吐血、衄血、便血、崩漏、外伤出血、胸腹刺痛、跌仆肿痛等症。现代药理研究表明三七对多种实验性肝损伤有一定保护治疗作用。三七水提物、三七总皂苷、三七射液等对四氯化碳诱发小鼠、大鼠急性肝损伤模型中，可抑制血清谷丙转氨酶、血清谷草转氨酶升高，肝组织病理显示给药组明显好转，三七总苷能抑制成纤维细胞增殖，具有体外抗肝纤维化作用。三七能缩短出血和凝血时间，具有抗血小板聚集及溶栓作用，可促进多功能造血干细胞的增殖，具有

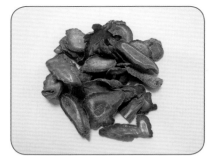

图 3-31　三七

造血作用。此外，还具有镇痛、抗炎、改善学习记忆、抗疲劳、抗衰老、抗肿瘤等作用。临床多用于脂肪肝、慢性肝炎、重症肝炎、肝硬化等，表现为胁下硬痛并固定不移者，或见胁下有癥瘕、舌质紫暗、脉涩等症状时疗效较佳。

（十）活血化瘀药

郁金

郁金（图 3-32）性味辛、苦，寒。归肝、心、胆经，具有活血止痛、行气解郁、凉血清心、利胆退黄之功效。主要化学成分含挥发油，油中主要含茨烯、倍半萜烯、姜黄烯等。近代医学实验研究以及大量临床资料证实郁金有轻度的镇痛作用。广西桂郁金可诱导胞浆液和微粒体内脱毒酶的功能，具有抗氧化作用，并能加速体内毒性代谢物的排除，增加肝脏的解毒能力。郁金提取物具有抑制 HSC-LX2 细

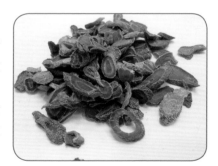

图 3-32　郁金

胞增殖、诱导细胞发生凋亡的能力，从而可以干预肝纤维化病程。郁金中的姜黄素对四氯化碳所致急性肝损伤具有一定的防治作用，能抑制肝细胞凋亡，促进胆汁分泌和排泄，减少尿中的尿胆原。姜黄素还可抑制肝脏脂质过氧化物的形成以及 TGF-β1 和 PDGF 的表达，从而可明显减轻 NAFLD 肝组织的脂肪变性、炎性反应和发挥预防肝纤维化及抗肝癌的作用。

丹参

丹参（图 3-33）性味苦、微寒，归心、肝经。《本草崇原》注："主心腹邪气，肠鸣幽幽如走水，寒热积聚，破症除瘕，止烦满，益气。"具有活血祛瘀、通经止痛、清心除烦、凉血消痈之功效。适用于瘀血阻滞之脘腹胁痛、癥瘕积聚、心

烦不眠等症。现代药理研究表明丹参注射液对四氯化碳所致的动物急性肝损伤有保护作用，可降低谷草转氨酶，改善微循环，增加肝脏血流，防止及减轻肝脏变性坏死，减轻炎症等。丹参对大鼠部分肝切除后合成及细胞分裂增殖有促进作用，具有促进肝脏再生能力。临床上多与山棱、莪术、鳖甲等配伍用于治疗慢性肝炎、病毒性肝炎、肝脾肿大等，表现为胁下有癥瘕、疼痛拒按、肌肤甲错、舌质紫暗、脉涩等症状时疗效较佳。

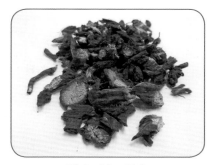

图 3-33　丹参

莪术

莪术（图 3-34）性味辛、苦，温。归肝、脾经，具有破血行气、消积止痛之功效，用于癥瘕积聚等症。主要化学成分含挥发油，其主要成分为莪术呋喃酮、莪术烯醇、姜黄烯等 20多种倍半萜。近代医学实验研究以及大量临床资料证实莪术中的有效成分（莪术油、莪术醇、莪术多糖）有保护肝细胞、减轻肝细胞变性坏死，恢复肝细胞结构和功能；减少纤维组织增生、阻止纤维化发展，促进纤维组织降解的作

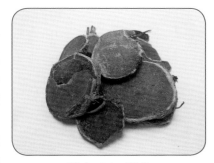

图 3-34　莪术

用。而莪术醋制后抗复合因素所致大鼠肝纤维化作用显著增强。挥发油中的莪术双酮不仅有直接的抗癌作用，还可升高白细胞，使宿主特异性免疫功能增强而获得明显的免疫保护效应。另外需要注意的是，大剂量莪术可加重慢性肝损伤，应忌长期大剂量使用。

三棱

三棱（图 3-35）性味苦、辛，平。归肝、脾经，具有破血行气、消积止痛之功效。用于血瘀气结之重症。主要化学成分含挥发油、有机酸及豆甾醇、β-谷甾醇、刺芒柄花素、胡萝卜苷等。近代医学实验研究以及大量临床资料证实三棱通过调节细胞凋亡相关蛋白表达，抑制细胞凋亡，有保护肝细胞、减轻肝细胞变性坏死，恢复肝细胞结构和功能；减少纤维组织增生、阻

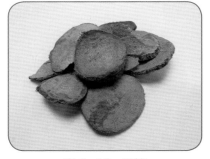

图 3-35　三棱

止纤维化发展，促进纤维组织降解的作用。在抗肝纤维化过程中具有免疫调控作用。

红花

红花（图 3-36）性味辛，温。归心、肝经，具有活血通经、祛瘀止痛之功效，为治癥瘕积聚、心腹瘀阻疼痛之常品。主要化学成分含红花黄素及红花苷、新红花苷等苷类。近代医学实验研究以及大量临床资料证实红花能显著降

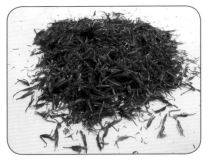

图 3-36　红花

低急性肝损伤大鼠血清 ALT 及 AST 活性，提高血清和肝组织谷胱甘肽过氧化物酶（GSH-Px）含量，减轻细胞凋亡程度，保护受损肝细胞。红花抑制肝星状细胞的激活和转化，具有一定的抗肝纤维化作用。

丹皮

丹皮（图 3-37）性味苦、辛，微寒。归心、肝、肾经，具有清热凉血、活血散瘀之功效，治癥瘕积聚之佳品。主要化学成分含酚类，其主要成分为丹皮酚、牡丹酚原苷、牡丹酚新苷等。近代医学实验研究以及大量临床资料证实丹皮总苷和丹皮总苷对 CCl_4 所致急性肝损伤有保护作用。牡丹酚还具有对肝细胞损伤的直接保护作用，可以缓解 CCl_4 诱导的大鼠肝纤维化过程，对大鼠酒精性脂肪性肝炎和肝癌前病变也具有一定程度的预防保护作用。

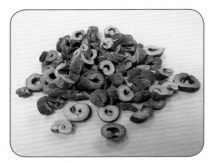

图 3-37　丹皮

姜黄

姜黄（图 3-38）性味辛、苦，性温，归心、肝、肾、肺经。主要功用是破血、行气。姜黄破血兼理血中气滞，善破肝脾二经的血瘀气结，功能活血化瘀、行气止痛。据近代研究报道，姜黄对肝炎病毒有抑制作用，有改善肝脏实质病损的作用。姜黄具有降脂活性的姜黄素，可明显抑制肝内甘油三酯和胆固醇，亦可显著增加胆汁的排泄量——姜黄也能降低炎症，改变脂肪代谢，改善胰岛素敏感，从而减少肝损伤和减轻脂肪肝情况。

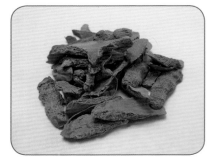

图 3-38　姜黄

（十一）安神药

灵芝

灵芝（图 3-39）性味甘，平。归心、肺、肝、肾经，具有补气安神、止咳平喘之功效。现代药理研究表明灵芝多糖具有降血脂、降血糖、提高免疫功能、抗氧化、抗肿瘤、抗衰老等作用。富硒灵芝多糖可显著减少肝脏组织中的脂肪颗粒，并降低血清中 AST、ALT、CHOL 和 TG 含量，可用于治疗非酒精性脂肪肝。灵芝对多种理化及生物因素引起的肝损伤有保护作用，能促进肝脏对药物、毒物的代谢，对于

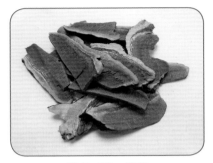

图 3-39　灵芝

中毒性肝炎有确切的疗效。灵芝可明显消除慢性肝炎患者头晕、乏力、恶心、肝区不适等症状，并能有效改善肝功能，使各项指标趋于正常，对各种肝病的治疗具有广阔的应用前景。临床上多用于治疗脂肪肝、肝硬化等属于气虚证者，表现为头晕、乏力、恶心、肝区不适、舌质淡、脉虚等症状时疗效较佳。

（十二）平肝息风药

石决明

石决明（图 3-40）性味咸，寒。归肝经，具有平肝潜阳、清肝明目之功效；咸寒质重，专入肝经，为凉肝、镇肝之要药。主要化学成分含碳酸钙。尚含硅酸盐、磷酸盐、氯化物、镁、铁、锌、锰、铬等微量元素和极微量的碘。煅烧后碳酸盐分解，产生氧化钙，有机质则破坏。近代医学实验研究以及大量临床资料证实石决明可明显降低实验组小鼠血清中的 ALT，改善肝细胞坏死变性。对实验性四氯化

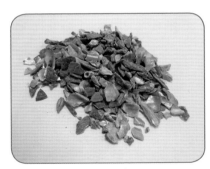

图 3-40　石决明

碳肝损伤有保护作用，可以提高耐缺氧能力，抑制机体免疫功能。现为治疗脂肪肝、病毒性肝炎等病之良药。

珍珠母

珍珠母（图 3-41）性味咸，寒。归肝、心经，具有平肝潜阳、清肝明目、镇心安神之功效。珍珠母为治疗肝性不寐的效药。主要化学成分含碳酸钙，尚含少

量锌、镁、铁、硅酸盐、硫酸盐、磷酸盐和氧化物、多种氨基酸及磷脂酰乙醇胺、羟基脂肪酸等。近年研究表面，其有效成分是氨基酸类及某些微量元素。近代医学实验研究以及大量临床资料证实珍珠层注射液对四氯化碳引起的肝损伤有保护作用，能减轻肝细胞损害，降低ALT。可用于治疗脂肪肝、病毒性肝炎等。

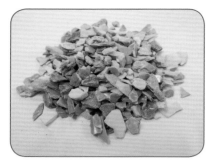

图 3-41　珍珠母

牡蛎

牡蛎（图 3-42）性味咸、涩，微寒。归肝、肾经，具有平肝潜阳、软坚散结、收敛固涩之功效；质重沉降，入肝肾经。生用既为平肝潜阳之要药，善治阴虚阳亢，头晕目眩之证。又长于软坚散结，常治痰核、瘰疬、癥瘕之疾。主要化学成分含碳酸钙（约占 50%）、磷酸钙及硫酸钙，尚含镁、铁、磷酸根、氯离子及钾、钠、铝、硅、锶、锌等。近代医学实验研

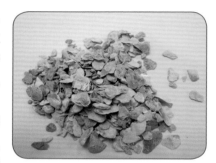

图 3-42　牡蛎

究以及大量临床资料证实牡蛎对酒精性肝损伤有明显的保护作用。牡蛎多糖能抑制肝损伤小鼠血清 ALT、AST、LDH 活性的升高，并能显著提高肝组织中 SOD、ADH 活性，降低 MDA 含量，减轻酒精对肝细胞的病理损伤。牡蛎提取物可以有效地降低由酒精引起的 IL-17、TNF-α 及转氨酶的升高，有明显的保肝降酶的作用。

罗布麻叶

罗布麻叶（图 3-43）性味甘、苦，凉。归肝经，具有平抑肝阳、清热、利尿之功效；既能平抑肝阳、又能清泻肝热，以治肝阳上亢及肝火上攻之头晕目眩。现代研究中发现罗布麻叶含有大量黄酮、有机酸、氨基酸等化学成分。进一步研究发现黄酮的化学结构为槲皮素和异槲皮素苷，发现其药理作用为降血压、降血脂、增加冠状动脉流量，对高血压、高血脂有较好的疗效，可显著改善头晕、睡眠质量。

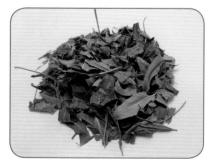

图 3-43　罗布麻叶

近代医学实验研究以及大量临床资料证实罗布麻叶水浸膏能显著降低 Triton 造成高脂血症大鼠的血清总胆固醇值、三酸甘油酯值，但未能降低小鼠因高脂饲料形

成高胆固醇血症的胆固醇值。罗布麻叶提取物腹腔注射对由四氯化碳诱导的急性肝损伤大鼠血清和肝中的硫代巴比妥酸活性物质有明显的降低作用；还可增强超氧化物歧化酶、过氧化氢酶和谷胱甘肽过氧化物酶的活性。

（十三）补虚药

白术

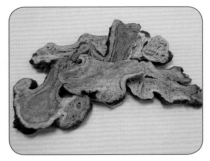

图 3-44　白术

白术（图 3-44）性味甘、苦，温。归心、脾、胃经，具有益气健脾、燥湿利水、止汗、安胎之功效。《金匮要略》中提出"夫治未病者，见肝之病，知肝传脾，当先实脾……余脏准此"。慢性肝炎、肝硬化患者的中医病位，主要在肝脾两脏，所以对于慢性肝炎、肝硬化的治疗应当健脾益气，扶正抑木。白术具有健脾利水消肿的功效，被前人誉为"脾脏补气健脾第一要药"。现代药理学研究表明白术具有利尿、抗衰老、免疫调节、提升白细胞、抑制肿瘤生长、保肝利胆、抗菌等作用，在改善肝功能、消退腹水方面具有显著疗效。现代医学实验研究证实白术多糖可显著降低肝组织 TG、FFA 含量及血清 ALT、AST 水平，减轻肝细胞脂肪变性及空泡样变。白术煎剂对小鼠因四氧化碳引起的肝损伤有保护作用。临床上多用来治疗非酒精性脂肪性肝炎、慢性肝炎、肝硬化腹水、肝硬化低蛋白血证、慢性肝炎、原发性肝癌等，表现为颜面微浮肿、精神困倦、小便少、大便溏、舌苔白腻等症状时疗效较佳。

黄芪

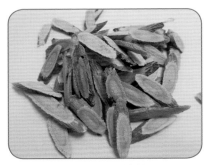

图 3-45　黄芪

黄芪（图 3-45）性味甘，微温。归脾、肺经。《长沙药解》注："入肺胃而补气，走经络而益营，医黄汗血痹之证，疗皮水风湿之疾，历节肿痛最效，虚劳里急更良，善达皮腠，专通肌表。"具有补气健脾、升阳举陷、益卫固表、利尿消肿、托毒生肌之功效。现代药理研究表明黄芪的主要有效成分是黄芪多糖和黄芪皂苷。黄芪多糖具有免疫调节、保护肝细胞、阻断肝纤维化过程、减轻肝损伤等作用，能促进机体代谢，抗疲劳，促进血清和肝脏蛋白质的更新，增强和调节机体免疫功能，促进干扰素系统生物学反应，具有降血脂、抗衰老的作用。现代医学实验研究表明黄芪多糖可降低脂肪肝大鼠血清中 TC、TG 和 LDL-C 的含量，提高 HDL-C 的含量，减缓脂肪在肝脏中的沉积。黄芪总皂苷对四氯化碳诱导小鼠肝损伤具有显著保护作用，其机制可能与清除体内自由基、减轻脂质过氧化程度、保护肝脏细胞活性、减少肝脏组织 TNF-α 和 IL-1 炎症因子的过度表达有关。益气活血法是中医临床治疗肝纤维化的重要方法，而益气则是诸法的根本和关键，临床上多用于治疗脂肪肝、慢性肝炎、肝硬化、原发性肝癌等，表现为饮食减少、体倦肢软、少气懒言、面色萎黄、大便溏稀、舌淡、脉虚等症状时疗效较佳。

甘草

甘草（图 3-46）性味甘，平。归心、肺、脾、胃经。具有补脾益气、祛痰止咳、缓急止痛、调和诸药之功效。现代药理研究表明甘草具有保肝利胆、调节免疫力、抗衰老、抗肿瘤等作用。甘草甜素可通过保护鼠肝 DNA 损伤修复，来抑制二乙基亚硝胺的致肝癌作用，甘草酸二铵有良好的抗二甲基亚硝胺诱导的大鼠肝纤维化效果，其作用机制可能与药物减轻肝脏炎症，抑制肝脏羟脯氨酸与胶原生成有关。

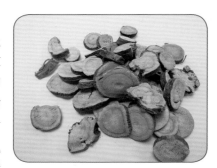

图 3-46　甘草

甘草酸单铵（强力宁）具有抗肝毒素性肝损伤和抗纤维化作用。甘草在临床上多与人参、白术、黄芪等补脾益气药配伍，用来治疗脂肪肝、慢性肝炎、黄疸、预防抗结核药物所致的肝损伤等，表现为面白食少、语声低微、气短乏力、舌淡苔白、脉虚弱等症状时疗效较佳。

当归

当归（图 3-47）性味甘、辛，温。归肝、心、脾经。具有补血调经、活血止痛、润肠通便之功效。适用于血虚诸证。现代药理研究表明当归具有促进造血、抗脂质过氧化、清除自由基、抗肝脏纤维化、消炎镇痛、改善肝内血流量、抗肝细胞脂肪病变等作用。现代医学实验研究表明当归对保护肝细胞和恢复肝脏某些功能有一定作用。此外，研究还表明，当归对慢性肝损害有一定减轻纤维化和促进肝细胞功

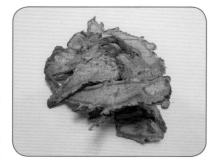

图 3-47　当归

能恢复作用。对实验性肝叶切除有一定促进肝再生作用。并有拮抗黄曲霉素 B₁ 所致大鼠实验性肝癌作用。当归治疗迁延性、慢性肝硬化有效，能使麝香草酚浊

度降低。当归挥发油可显著降低血清 TC、TG、LDL-C 水平，减轻肝细胞脂肪变性。当归多糖能够有效治疗酒精引起的脂肪肝、肝损伤和脂代谢紊乱，其显著的降脂作用可能跟促进肝细胞自噬、上调自噬流和"噬脂"作用有关。《灵枢·百病始生第六十六》指出："风雨寒热，不得虚，邪不能独伤人。卒然逢疾风暴雨而不病者，盖无虚，故邪不能独伤人。此必因虚邪之风，与其身形，两虚相得，乃客其形。"说明了正气盛衰与发病的密切关系。故当归在临床上多用于治疗慢性肝炎、肝硬化、原发性肝癌等属于血虚血瘀证，表现为面色萎黄、倦怠乏力、腰膝酸软、腹部皮色苍黄、脉络暴露、面颈胸壁有血痣、舌紫、脉细等症状时疗效较佳。

续断

续断（图 3-48）性味苦、辛，微温。归肝、肾经。《证类本草》注："主伤寒，补不足，金疮，痈伤，折跌，续筋骨，妇人乳难，崩中漏血，金疮血内漏，止痛生肌肉及腕伤，恶血，腰痛，关节缓急。久服益气力。"具有补益肝肾、强筋健骨、止血安胎、疗伤续折之功效。现代药理研究表明续断具有抗维生素 E 缺乏症、抗炎、调节免疫功能的作用，可提高大鼠血清超氧化物歧化酶（SOD）、小鼠血清谷胱甘肽过

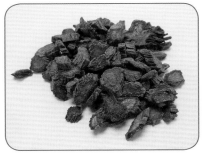

图 3-48　继断

氧化物酶（GSH-Px）活力，降低小鼠肝脏脂质过氧化物（LPO）含量，对非酒精性脂肪肝小鼠肝脏功能和血脂水平异常有显著调节作用，能明显改善肝细胞脂肪变性，对肝损伤有明显的修复作用。

鳖甲

鳖甲（图 3-49）性味甘、咸，寒。归肝、肾经。具有滋阴潜阳、退热除蒸、软坚散结之功效。适用于肝肾阴虚诸证等。现代药理研究表明鳖甲具有预防和治疗肝脏纤维化、抑制结缔组织增生、消散肿块、改善肝功能、抗肿瘤、延长抗体存在时间、增强免疫、抗疲劳、增加血红蛋白、降血脂、耐寒、耐缺氧、抗突变等作用。徐彬在《金遗要略》中记载："鳖甲入肝，除邪养正"，《神农本草经》中对于鳖甲

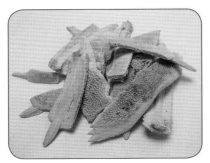

图 3-49　鳖甲

也有记载："主心腹症瘕，坚积寒热，去痞息肉。"现代动物实验研究表明鳖甲能

减低实验大鼠 ALT、AST、透明质酸（HA）、层黏蛋白（LN）、Ⅲ型前胶原（PCⅢ）水平，改善肝细胞脂肪变性坏死，具有改善肝功能、减轻肝纤维化的作用。鳖甲在临床多与大黄、丹参等配伍，用于脂肪肝、肝癌、代偿期肝硬化等表现为腹部青筋暴露、胁下痞硬成块、面色晦滞、唇紫、口干舌燥、心烦失眠、小便短少、舌红绛少津、脉弦细数等症。

菟丝子

菟丝子（图 3-50）性味辛、甘、平。归肝、肾、脾经。具有补肾固精、养肝明目、止泻、安胎之功效。现代药理研究表明菟丝子具有降血糖、保护肝细胞、清除自由基、抗氧化、增强吞噬细胞吞噬功能、诱导白介素产生而提高免疫力、提高肝脏干细胞活性、提高细胞增殖等作用。现代医学实验研究表明菟丝子多糖能显著下降实验性糖尿病大鼠血清的 TG、CHO、空腹血糖及糖化血清蛋白水平，对胰岛素水平

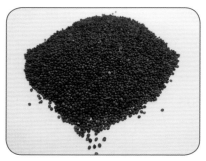

图 3-50 菟丝子

上升无统计学意义。菟丝子多糖能改善实验性糖尿病大鼠糖脂代谢。菟丝子 20% 的水煎剂给四氯化碳损伤小鼠灌胃，50g 生药 /kg 体重，能使血液中增加的乳酸、丙酮酸及 SGPT 下降，而使下降的肝糖原和肾上腺抗坏血酸上升，有显著的保护肝损伤活性的作用。菟丝子可补益肝肾，养肝血，临床上多用于治疗慢性肝炎、脂肪肝、肝硬化、肝癌等属于肝肾阴虚证，表现为腰膝酸软、小便频多、便溏、面色萎黄、目暗不明、牙齿松动、记忆力减退、舌淡苔薄、脉沉细弱等症状时疗效较佳。

沙苑子

沙苑子（图 3-51）性味甘，温。归肝、肾经。具有补肾助阳、固精缩尿、养肝明目之功效。现代药理研究表明沙苑子能增强机体的非特异性和特异性免疫功能，抑制 ADP 和胶原诱导的大鼠血小板聚集，降低高血脂大鼠血清 TC、TG 和 LDL-C，升高 HDL-C 以及具有保肝、抗肝纤维化、抗癌、抗疲劳、延缓衰老、抗辐射等作用。沙苑子煎剂能显著降低肝糖原和肝总蛋白及四氯化碳中毒性肝炎大鼠的 SGPT 值和肝内胆固醇含量。对病理动物既有降酶降脂作用，又能保护肝糖原的积累

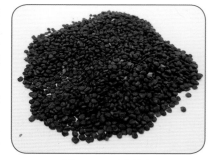

图 3-51 沙苑子

等作用。临床上多用于治疗脂肪肝、慢性肝炎、肝硬化、肝癌，表现为腰膝酸软、小便清长、形寒肢冷、目视不明、舌淡苔薄、脉沉细弱等症状时疗效较佳。

女贞子

女贞子（图 3-52）性味甘、苦，凉。归肝、肾经。具有滋补肝肾、明目乌发之功效。现代药理研究表明女贞子具有升高肝超氧化物歧化酶活性、降低血清谷丙转氨酶，对四氯化碳诱发大鼠肝损伤亦有明显护肝作用，促进肝细胞再生，尚可使肝内甘油三酯蓄积减少，肝细胞变性坏死明显减轻，糖原蓄积增加，血糖 γ 球蛋白下降，超微结构则可见肝细胞内线粒体肿

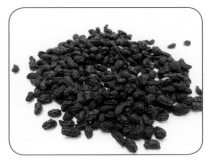

图 3-52　女贞子

胀与内质网囊泡变性减轻，肝组织间质炎症反应减弱，降低甘油三酯及 β- 脂蛋白。女贞子煎剂，以及女贞子所含女贞子素、齐墩果酸均有良好的降血糖、降血脂、抗血小板聚集，抗血栓形成作用，能改善雌激素缺乏所引起的钙失衡状态，增强酪氨酸酶的活性和黑色素的合成，还具有保肝和免疫调节的作用。临床上多用于治疗脂肪肝、慢性肝炎、肝硬化、肝癌等，表现为腰膝酸软、眩晕耳鸣、内热消渴、骨蒸潮热、目视不明、舌淡苔薄、脉沉细弱等症状时疗效较佳。

枸杞子

枸杞子（图 3-53）性味甘，平。归肝、肾经。具有滋补肝肾、益精明目之功效。现代药理研究表明枸杞子含有丰富的多糖、甜菜碱、抗坏血酸、尼克酸及钙、磷、铁、锌等元素。可以促进免疫功能、促进造血功能，对健康正常人亦可抗衰老、抗突变、抗肿瘤，可增强抗癌免疫监视系统，具有保肝、轻度抑制肝内脂肪沉积、抗脂肪肝、降血糖、降血压等作用。现代医学实验研究表明长期（75 日）饲

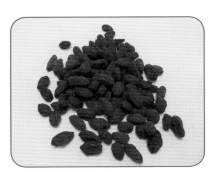

图 3-53　枸杞子

喂含枸杞水提物（0.5% 与 1%）或甜菜碱（1%）的饲料对四氯化碳引起的肝损害有保护作用，能抑制四氯化碳引起的血清及肝中的脂质变化，缩短硫喷妥钠睡眠时间，减少酚四溴酞钠（BsP）潴留，降低 ALT。枸杞对脂质代谢或抗脂肪肝的作用，主要是由于其中所含的甜菜碱所引起，后者在体内起甲基供应体的作用，故甜菜碱的保肝作用可能与其作为甲基供应体有关。《本草纲目》中记载：

"枸杞……只能补肾，润肺，生精，益气，此乃平补之药。"枸杞子擅长于补肾益精血，临床上多与白芍、菟丝子等合用，治疗脂肪肝、慢性肝炎、肝硬化、肝癌等属肝肾阴虚证的，表现为腰膝酸软、面色萎黄、目视不明、牙齿松动、记忆力减退、舌淡苔薄、脉沉细弱等症状时疗效较佳。

白芍

白芍（图3-54）性味苦、酸，微寒。归肝、脾经。具有养血敛阴、柔肝止痛、平肝抑阳之功效。常用于肝血亏虚、月经不调、肝脾不和、胸胁脘腹疼痛、四肢挛急疼痛、肝阳上亢、头痛眩晕等症。现代药理研究表明白芍具有抗自由基、提高抗氧化物酶的活性而保肝，对多种实验性肝损伤均有显著的保护作用，还有降酶保肝、抗肝纤维化、利胆退黄、促干扰素诱生及抗病毒、促进腹腔巨噬

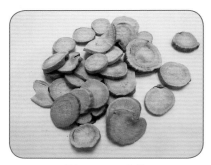

图3-54　白芍

细胞吞噬功能、镇痛等作用。现代医学实验研究表明白芍总苷可降低 NAFLD 大鼠模型血清的 LDL-C、TG、TC、ALT、AST 水平，通过抑制大鼠高迁移率族蛋白1（HMGB1）、晚期糖基化终产物受体（RAGE）信号通路的转导而起到改善 NAFLD 大鼠的糖脂代谢异常，拮抗胰岛素抵抗，改善肝功能的作用。在《王旭高医书六种》中，王旭高将白芍归类在缓肝、泄肝、滋肝、敛肝、补肝阴5个治法之中。临床上与黄芪、生地、黄精等配伍用于治疗慢性活动性肝炎、乙型肝炎、脂肪肝等，表现为胁肋疼痛、头晕目眩、心烦易怒、面色萎黄、舌淡、脉弦细弱等症状时疗效较佳。

石斛

石斛（图3-55）性味甘，微寒。归胃、肾经。具有益胃生津、滋阴清热之功效。现代医学实验研究表明金钗石斛生物总碱可降低糖尿病大鼠血糖，减轻肝脏脂肪变性，其机制可能与改善胰岛素抵抗有关。金钗石斛生物碱 ADNL 对四氯化碳所致急性肝损伤具有显著改善作用，可能与抑制炎症反应有关。石斛多糖具有直接促进淋巴细胞分裂的作用，石斛多糖能够强有力地抑制实验条件下免疫抑制剂环磷酰胺引起的外周白细胞数剧烈下降，消除其破坏性的副作用，还能促进免疫系统淋巴

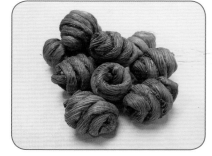

图3-55　石斛

细胞产生移动抑制因子，有效地减轻环磷酰胺引起的副作用。亦有研究表明鼓槌石斛的乙醇提取物对肝癌和艾氏腹水癌有抗肿瘤活性，其与金钗石斛中的多种成分对肿瘤有抑制作用。临床上多用于治疗脂肪肝、肝癌、肝硬化腹水等，表现为食少干呕、胃脘部隐痛或灼热疼痛、虚热不退、目暗不明、骨蒸劳热、舌红绛少苔、脉细等症状时疗效较佳。

冬虫夏草

冬虫夏草（图 3-56）性味甘，温。归肾、肺经。具有良好的补肾益肺、止血化痰之功效，为平补肺肾阴阳，兼止血化痰，为诸劳虚损调补之要药。《本草纲目拾遗》中记载："味甘性温，秘精益气，专补命门。"现代药理研究表明冬虫夏草提取物（YCC）明显降低了高脂饮食饲养的地鼠血清中 TC、TG、LDL-C 含量，同时升高 HDL-C/LDL-C，YCC 具有调血脂、抗氧化活性作用。冬虫夏草具有抑制肿瘤生长等作用，而虫草脂质体对四氯化碳损伤的肝组织有一定的保护作用，其所具的抗纤维作用是通过抑制毛囊干细胞（FSC）增殖和向肌成纤维细胞及成纤维细胞转化达成的，从而减弱 FSC

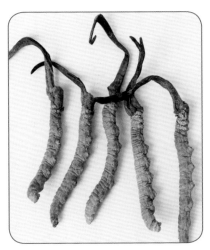

图 3-56　冬虫夏草

合成胶原的能力而防止肝纤维化。临床上多用于治疗慢性肝炎、肝硬化、肝癌等属于肾精亏虚证的患者，表现为腰膝酸痛、病久后体虚不复、自汗畏寒、乏力疲倦、少气懒言、面色少华、食少纳呆、舌淡、脉细弱等症状时疗效较佳。

何首乌

何首乌（图 3-57）性味苦、甘、涩，微温。归肝、肾经。《证类本草》注："主瘰疬，消痈肿，疗头面风疮，五痔，止心痛，益血气，黑髭鬓，悦颜色。久服长筋骨，益精髓，延年不老。亦治妇人产后及带下诸疾。"适用于精血亏虚、头晕眼花、须发早白、腰膝酸软等症。现代药理研究表明何首乌能够显著增加小鼠脑和肝中蛋白质含量，能抑制肝脏组织中的 B 型单胺氧化酶活性，并能预防老年小鼠胸腺萎缩甚至保持年轻的状态，增加白细胞总数、降血脂、促进肠道运动等作用。生首乌和

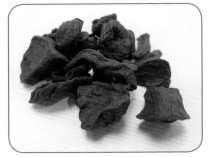

图 3-57　何首乌

第三章　中西医结合治疗脂肪肝

制首乌均可降低醋酸泼尼松引起的小鼠肝脂肪蓄积，还能减缓四氯化碳中毒所引起小鼠肝肿大的症状使肝重系数降低。实验证明，何首乌的养血补肝功效是由于其所含的二苯烯成分，对过氧化玉米油所致大鼠肝功能损害，肝脏过氧化脂质上升，血清谷丙转氨酶及谷草转氨酶升高等产生显著对抗作用，还能使血清游离脂肪酸及肝脏过氧化脂质显著下降。在体外实验中也能抑制 ADP 及 NADPH 所致大鼠肝微粒体脂质的过氧化。临床上多用于治疗脂肪肝、慢性肝炎、肝硬化、肝癌等，表现为面色萎黄、眩晕耳鸣、腰膝酸软、肢体麻木、便秘、舌质淡、脉细弱等症状时疗效较佳。然而近年来发现大量长期使用何首乌可出现肝脏损害，故使用何首乌治疗时间不可过长、用量不可过大，且应定时复查肝功能。

黄精

　　黄精（图 3-58）性味甘，平。归脾、肺、肾经，具有补气养阴、健脾、润肺、益肾之功效。《证类本草》注："补中益气，除风湿，安五脏。久服轻身延年，不饥。"现代药理研究表明黄精多糖类提取物具有提高淋巴细胞的转化率而提高机体免疫功能，促进 DNA、RNA 和蛋白质的合成，还有提高患者学习能力、延缓脑衰老、改善脑功能、防治动脉粥样硬化和肝脂肪浸润、清除氧自由基和抑菌等作用。黄精

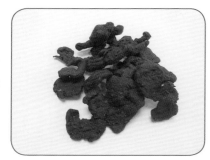

图 3-58　黄精

水煎剂对 HBV DNA 有很强的抑制作用。现代医学实验研究表明黄精的水或乙醇提取液能显著降低血三酰甘油和总胆固醇，对高密度脂蛋白胆固醇无明显影响。黄精对防止肝脏脂肪浸润及动脉粥样硬化有一定作用。临床上多用于乙型病毒性肝炎和脂肪肝，表现为体倦乏力、胁肋隐痛、口干食少、头晕、腰膝酸软、须发早白、舌红少苔、脉细弱等症状时疗效较佳。

（十四）收涩药

五味子

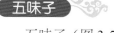

　　五味子（图 3-59）性味酸、甘，温。归肺、心、肾经。具有收敛固涩、益气生津、补肾宁心之功效。现代药理研究表明五味子能降低四氯化碳等毒物所致的肝损伤，降低免疫性肝损害，可显著降低肝脏转氨酶，可促进肝细胞蛋白质、糖原的生物合成，加速肝细胞的修复与

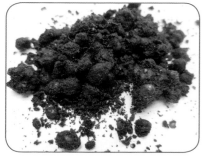

图 3-59　五味子

再生；对五味子甲素、乙素、丙素等多种成分可使肝细胞微粒体细胞色素 P-450 含量显著增加，促进肝药酶的合成和增强肝药酶的活性，从而增强肝脏的解毒能力，可提高肝细胞浆内 SOD 和 CTA 活性，提高肝谷胱甘肽抗氧化作用，减轻氧自由基对肝细胞的损害，减少肝内丙二醛的生成，提高肝细胞的存活率，五味子乙素能维持大鼠肝细胞膜在氧化性损伤状态下的稳定性，保护细胞膜结构完整和功能正常，增强肾上腺皮质功能，使肝细胞炎症减轻。临床上多用于治疗脂肪肝以及慢性肝炎属于肺肾两虚证，表现为久咳虚喘、梦遗滑精、遗尿尿频、久泻不止、自汗、盗汗、津伤口渴，内热消渴、心悸失眠、舌光红少苔、脉细数等症状时疗效较佳。

（十五）涌吐药

瓜蒂

瓜蒂（图 3-60）性味苦，寒，有毒。《本经》注："味苦，寒。归胃经。"具有涌吐痰食、祛湿退黄之功效。现代药理研究表明瓜蒂对 CCl₄ 所致急性和亚急性肝损害有明显的保护作用，可显著降低血清 ALT 水平，减少动物的肝细胞疏松变性、气球样变性和脂肪性变的数量，大大减轻病变程度，迅速修复肝小叶中央坏死区，使肝糖原蓄积增多，可明显抑制受损肝脏纤维增生。在肝脏脂肪性变减轻的同时，能改善肝细胞合成载脂蛋白。临床主要用于脂肪肝属湿热蕴结证表现为胸脘痞硬、气逆上冲、喉痹喘息、舌红苔黄腻、脉浮数等症状时疗效最佳。

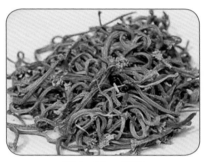

图 3-60　瓜蒂

但是过量服用瓜蒂单药或其复方煎剂可致中毒，主要表现为头晕眼花，脘腹不适，呕吐，腹泻，严重者可因脱水造成电解质紊乱，终致循环衰竭及呼吸中枢麻痹而死亡。瓜蒂中毒的主要原因是用量过大或药不对证。故应严格掌握剂量，且孕妇、体虚、吐血、咯血、胃弱及上部无实邪者忌用。

二、常用方剂

柴胡疏肝散

出自《景岳全书》，是由《伤寒论》中四逆散加减化裁而成，常用方药剂量如下：

醋柴胡 6g	枳壳 10g	陈皮 6g	香附 10g
川芎 8g	白芍 10g	炙甘草 3g	

柴胡疏肝散主治胁肋疼痛，胸闷善太息，情志抑郁易怒，或嗳气，脘腹胀满，脉弦。治疗脂肪肝中医证属肝郁气滞证者。方中以柴胡功善疏肝解郁，《本草经解》注"气平，味苦，无毒，主心腹肠胃中结气，饮食积聚，寒热邪气，推陈致新，久服轻身，明目益精。"用以为君；香附微苦、辛、平，入肝经，长于理气疏肝而止痛；川芎味辛气温，入肝胆经，能活血行气，开郁止痛，二药相合，助柴胡以解肝经之瘀滞，并增行气活血止痛之效，共为臣药；陈皮、枳壳理气行滞，芍药、甘草养血柔肝，缓急止痛，均为佐药；甘草调和诸药，为使药。诸药相合，共奏疏肝行气、活血止痛之功。

本方以多味辛散疏肝理气药为主，辅以养血柔肝、行气活血、和胃之品。疏肝之中兼以养肝，理气之中兼以调血和胃，适合肝体阴而用阳之性，且治肝之中兼以和胃，是疏肝解郁之代表方。

现代药理研究认柴胡疏肝散具有保肝利胆、调节血脂、降血糖、保护胰腺组织、镇痛消炎、增强免疫、抗肿瘤等作用。现代临床常用于治疗病毒性肝炎、胆石症、脂肪肝、阑尾炎等疾病，中医辨证属肝郁气滞证者。

逍遥散

逍遥散源自《太平惠民和剂局方》，方由柴胡、当归、芍药、薄荷、白术、茯苓、生姜组成。临床常用逍遥散加减治疗脂肪肝中医证属肝郁脾虚证者，常用方药剂量如下：

醋柴胡 10g	当归 10g	白芍 10g	白术 10g
茯苓 10g	薄荷（后入）6g	甘草 5g	生姜 3 片
山楂 10g	陈皮 6g		

逍遥散具有调和肝脾，疏肝解郁，养血健脾之功效。治疗脂肪肝中医证属肝郁脾虚证者。主要表现在胁肋胀闷、抑郁不舒、倦怠乏力、腹痛欲泻，舌质淡红，苔薄白或白，有齿痕，脉弦细等。本方以柴胡为君药，疏肝解郁，使肝气得以调达；当归甘辛苦温，养血和血；白芍酸苦微寒，养血敛阴，柔肝缓急，为臣药。白术、茯苓、健脾祛湿，使运化有权，气血有源，山楂消食和胃，陈皮理气健脾，炙甘草益气补中，缓肝之急，为佐药。用法中加入少许薄荷，疏散郁遏之气，透达肝经郁热；烧生姜温胃和中，为使药。

本方当归、芍药与柴胡同用，补肝体而助肝用，血和则肝和，血充则肝柔，适合肝体阴生理状况。白术、茯苓配伍，调和脾胃，见肝之病，知肝传脾，当先实脾，四季脾旺不受邪，诸药合用，使肝郁得疏，血虚得养，脾弱得复，气血兼顾，体用并调，肝脾同治。

现代药理研究认为逍遥散具有保肝降酶、降脂、利胆抗炎、抗抑郁等药理作用。现代临床常用于治疗脂肪肝、慢性病毒性肝炎、肝硬化、胆石症、抑郁症、失眠等。

二陈汤

二陈汤源自《太平惠民和剂局方》，方由橘红、半夏、茯苓、甘草、乌梅、生姜组成。临床常用二陈汤加减治疗脂肪肝中医证属痰湿内阻证者，常用方药剂量如下：

法半夏10g	陈皮10g	茯苓15g	泽泻15g
莱菔子15g	山楂10g	葛根10g	生白术15g
藿香10g	炙甘草5g		

二陈汤具有燥湿化痰，理气和中之功效。用于脂肪肝中医证属痰湿内阻证者。主要表现在右胁不适或胀闷，周身困重，大便黏滞不爽，脘腹胀满，倦怠无力，食欲缺乏，舌质淡，舌苔白腻，脉沉滑。方中半夏辛温性燥，善能燥湿化痰，且又和胃降逆，为君药。橘红、莱菔子为臣，既可理气行滞，又能燥湿化痰。君臣相配，增强燥湿化痰之力，治痰先理气，气顺则痰消；因半夏、橘红皆以陈久者良，而无过燥之弊，故方名"二陈"。此为本方燥湿化痰的基本结构。佐以茯苓、白术、泽泻健脾渗湿，渗湿以助化痰之力，健脾以杜生痰之源；藿香芳香化浊，葛根生津止渴，防止半夏等温燥之品伤阴。以甘草为佐使，健脾和中，调和诸药。

综合本方，结构严谨，标本兼顾，燥湿理气祛已生之痰，健脾渗湿杜生痰之源，生津防阴伤，共奏燥湿化痰泻浊，健脾理气和中之功。

现代药理研究认为二陈汤可通过下调脂肪因子含量、促进肝脏脂肪代谢起到治疗脂肪肝的作用。

茵陈蒿汤

茵陈蒿汤源自《伤寒论》，方由茵陈、栀子、大黄组成。临床常用茵陈蒿加减治疗脂肪肝中医证属湿热蕴结证者，常用方药剂量如下：

茵陈18g	栀子12g	制大黄6g	车前草15g
虎杖15g	厚朴9g	连翘9g	茯苓15g
生白术15g	猪苓15g	泽泻15g	

茵陈蒿汤具有清热、利湿、退黄之功效，用于脂肪肝中医证属湿热蕴结者。主要表现在右胁肋部胀痛，周身困重，脘腹胀满或疼痛，大便黏腻不爽，身目发黄，小便色黄，口中黏滞，口干口苦，舌质红，舌苔黄腻，脉弦滑。方中重用茵陈为君药，本品苦泄下降，善能清热利湿，为君药。臣以栀子、虎杖、车前草清热降火，通利三焦，猪苓、茯苓、泽泻淡渗利湿，通利小便，助茵陈引湿热从小便而去。佐以大黄泻热逐瘀，通利大便，导瘀热从大便而下；白术健脾益气，燥

湿利水；厚朴行气消积，燥湿除满。诸药合用，利湿与泄热并进，通利二便，前后分消，湿邪得除，蕴热得去，湿热自退。

现代药理研究认为茵陈蒿汤具有保肝利胆、抗肝纤维化、调节血脂、降血糖、保护胰腺组织、镇痛消炎、增强免疫、抗肿瘤等作用。现代临床常用于治疗病毒性肝炎、胆石症、脂肪肝、阑尾炎等疾病，证属湿热蕴结证者。

膈下逐瘀汤

膈下逐瘀汤源自《医林改错》，方由五灵脂、当归、川芎、桃仁、牡丹皮、赤芍、乌药、延胡索、甘草、香附、红花、枳壳组成。临床常用膈下逐瘀汤加减治疗脂肪肝中医证属痰瘀互结证者，常用方药剂量如下：

乌药 10g	当归 10g	桃仁 6g	五灵脂 6g
红花 8g	牡丹皮 10g	赤芍 15g	大腹皮 15g
茯苓 15g	生白术 15g	陈皮 10g	半夏 10g
川芎 6g	香附 8g	炙甘草 3g	

膈下逐瘀汤具有活血祛瘀、行气止痛的功效，用于脂肪肝中医证属痰瘀互结证者。主要表现在胁肋刺痛或钝痛，胁下痞块，面色晦暗，胸脘痞满，咳吐痰涎，纳呆厌油，舌质暗红、有瘀斑，苔腻，脉弦滑或涩等症状。方中当归、川芎、赤芍养血活血，尤其川芎不仅养血活血，更能行血中之气，增强逐瘀之力，与逐瘀药同用，可使瘀血祛而不伤阴血；牡丹皮清热凉血，活血化瘀；桃仁、红花、灵脂破血逐瘀，以消积块；配香附、乌药、枳壳、大腹皮行气宽中止痛；陈皮、半夏燥湿化痰；白术健脾益气，燥湿除满；甘草调和诸药。全方以逐瘀活血和行气燥湿化痰药物居多，使气帅血行，更好发挥其活血逐瘀、破癥消结、燥湿化痰之力。诸药合用，活血与养血并进，化痰散结，养血和营，使血行痰消而不伤正，痰瘀之邪得除。

现代药理研究认为膈下逐瘀汤具有保肝降脂、抗肝纤维化、降血糖、镇痛消炎、抗肿瘤等作用。现代临床常用于治疗肝炎肝纤维化肝硬化、胆石症、脂肪肝、阑尾炎等疾病，证属痰瘀互结证者。

胃苓汤

胃苓汤源自《丹溪心法》，方由苍术、陈皮、厚朴、甘草、泽泻、猪苓、赤茯苓、白术、肉桂组成。临床常用胃苓汤加减治疗脂肪肝，中医证属湿浊内停证者，常用方药剂量如下：

苍术 24g	陈皮 15g	厚朴 15g	甘草 9g
泽泻 8g	猪苓 4g	赤茯苓 4g	白术 4g
肉桂 3g			

胃苓汤具有安胃利水止泻、祛湿和胃的功效，用于治疗脂肪肝，中医证属湿浊内停证者。主治脾虚湿胜，致成黄疸，水谷不分，或大便泄泻，小便清涩，不烦不渴，以及水肿、腹胀等症。方中厚朴、陈皮、苍术、甘草燥湿和中；泽泻、猪苓、茯苓健脾利水、淡渗利湿；白术健脾化湿；肉桂温阳利水兼解表寒。临床加减：形体肥胖、周身困重等湿浊明显者，加绞股蓝、焦山楂；胸脘痞闷者，加藿香、佩兰。诸药合用，共奏振脾阳不运，消寒湿阻滞，淡渗利湿消肿，和胃止泻之功。

胃苓汤主要由平胃散和五苓散组合变化而成。现代药理研究认为平胃散具有促进胃肠蠕动、增强胃排空、增加胃肠激素的分泌、修复肠黏膜屏障损伤等作用，用于治疗脂肪肝慢性胃炎、浅表性胃炎、腹泻、过敏性肠综合征、慢性消化不良、顽固性消化不良、脂肪肝等多种疾病。五苓散调节水液代谢、调节血脂、抗肝纤维化、增强胃动力、改善消化不良的作用突出，对脂肪肝、肝纤维化、肝硬化腹水、肾性高血压、肾性水肿、特发性水肿、消化不良、充血性心力衰竭、慢性腹泻、肝硬化腹水、梅尼埃病等均有明显治疗作用。而平胃散与五苓散合方在临床上大量用于高脂血症、脂肪肝、肝硬化腹水、湿疹等的治疗，对高尿酸血症也有治疗作用。

四君子汤合金匮肾气丸

四君子源自《太平惠民和剂局方》，方由人参、白术、茯苓、甘草组成，具有补气、益气健脾之功效。而金匮肾气丸源自《金匮要略》，方中组成成分为熟地黄、山茱萸、山药、茯苓、泽泻、牡丹皮、附子、肉桂，具有补肾通阳的功效。临床常用四君子汤合用金匮肾气丸加减治疗非酒精性脂肪肝中医证属脾肾两虚证者，常用方药剂量如下：

党参 15g	茯苓 10g	白术 10g	炙甘草 4g
熟地 15g	山萸肉 15g	山药 15g	泽泻 10g
丹皮 10g	附子 5g	肉桂 3g	

四君子汤具有益气健脾之功效。主治脾胃气虚证，主要表现在患者面色萎黄、语声低微、气短乏力、食少便溏、舌淡苔白、脉虚细，临床常用于治疗脂肪肝等属脾胃气虚者。而肾气丸具有补肾通阳之功效，主治肾气不足证，表现为腰痛脚软、身半以下常有冷感、少腹拘急、小便不利，或小便反多，入夜尤甚，舌淡而胖、脉虚弱，尺部沉细或沉弱而迟，以及痰饮，水肿，消渴等。四君子汤和肾气丸合用，常可用于治疗非酒精性脂肪肝，中医证属脾肾两虚证者。四君子汤中人参甘温益气，健脾养胃。臣以苦温之白术，健脾燥湿，加强益气助运之力；佐以甘淡茯苓健脾渗湿，苓术相配，则健脾祛湿之功益著。使以炙甘草益气和中，调和诸药。而肾气丸中重用干地黄滋阴补肾生精，配伍山茱萸、山药补肝养

脾益精，阴生则阳长，同为臣药。方中补阳药少而滋阴药多，可见其立方之旨，并非峻补元阳，乃在于微微生火，鼓舞肾气，即取"少火生气"之义。泽泻、茯苓利水渗湿，配桂枝又善温化痰饮；牡丹皮活血散瘀，配伍桂枝则可调血分之滞，此三味寓泻于补，俾邪去而补药得力，并制诸滋阴药碍湿之虞，俱为佐药。诸药合用，助阳之弱以化水，滋阴之虚以生气，使肾阳振奋，气化复常。二方合用，可补脾肾两虚，而又无过于滋腻碍胃，可补治疗脂肪肝之脾肾两虚者。

三、常用中成药

化滞柔肝颗粒

化滞柔肝颗粒具有清热利湿、化浊解毒、祛瘀柔肝之功效。用于非酒精性单纯性脂肪肝湿热中阻证，常常表现为肝区不适或隐痛，乏力，食欲减退，舌苔黄腻。

用法用量：开水冲服，一次1袋，一日3次，每服6天需停服1日或遵医嘱。

当飞利肝宁胶囊

当飞利肝宁胶囊可清利湿热、益肝退黄，常用于非酒精性单纯性脂肪肝湿热内蕴证者。临床常见脘腹痞闷、口干口苦、右肋胀痛或不适、身重困倦、恶心、大便秘结、小便黄、舌质红苔黄腻、脉滑数。

针对非酒精性脂肪肝患者的用法用量：口服，一次4粒，一日3次，疗程12周。

壳脂胶囊

壳脂胶囊具有运化湿浊，活血散结，补益肝肾的功效。可应用在非酒精性脂肪肝证属湿浊内蕴、气滞血瘀或兼有肝肾不足郁热证。症见肝区闷胀不适或闷痛、耳鸣、胸闷气短、肢麻体重、腰膝酸软、口苦口黏、尿黄、舌质暗红、苔黄腻、脉或弦数或弦滑等。

用法用量：口服，一次5粒，每日3次。

血脂康胶囊（片）

血脂康胶囊（片）具有化浊降脂，活血化瘀，健脾消食的功效。常用于中医证属脾虚痰瘀阻滞证。临床表现常见伴有气短、乏力、头晕、头痛、胸闷、腹胀、胃口差等；也可用于由高脂血症及动脉粥样硬化引起的心脑血管疾病的辅助治疗。

用法用量：口服，一次2粒，一日2次，早晚饭后温服；轻、中度患者一日2粒，晚饭后服用或遵医嘱。

逍遥丸（颗粒）

本品用于疏肝健脾、养血调经，亦可用于中医证属肝郁脾虚证的非酒精性脂肪性肝病中，临床发现此类患者常有郁闷不舒、胸胁胀痛、头晕目眩、食欲减退、月经不调等不适症状。

用法用量：口服，一次 6～9g，一日 1～2 次。

护肝片

本品用于疏肝理气，健脾消食，降低转氨酶。可用于脂肪性肝炎及早期肝硬化治疗。临床常见肝区胀闷不适、腹胀、乏力、食欲减退等不适表现。

用法用量：口服，一次 4 片，一日 3 次。

绞股蓝总苷片

本品具有养心健脾、益气和血、除痰化瘀的功效。适用于高血脂症、脂肪肝，见有心悸气短、胸闷肢麻、眩晕头痛、健忘耳鸣、自汗乏力或脘腹胀满等心脾气虚、痰阻血瘀者。

用法用量：口服，一日 3 次，每次 1 片，或遵医嘱。

茵栀黄颗粒（口服液）

茵栀黄颗粒具有清热解毒，利湿退黄的功效。适用于肝胆湿热所致的脂肪肝、黄疸，症见面目悉黄、胸胁胀痛、恶心呕吐、小便黄赤者，及急、慢性肝炎见上述症候者。

用法用量：开水冲服，一次 6g，一日 3 次。

复方益肝灵

复方益肝灵具有益肝滋肾，解毒祛湿的功效。可用于肝肾阴虚、湿毒未清证而引起的胁痛、食欲下降、腹胀、腰酸乏力、尿黄等症；或脂肪肝、慢性肝炎转氨酶增高者。

用法用量：口服，一次 4 片，一日 3 次，饭后服用。

强肝胶囊

强肝胶囊具有清热利湿、补脾养血、益气解郁的功效。可用于慢性肝炎、早期肝硬化、脂肪肝、中毒性肝炎等疾病。

用法用量：口服，一次 5 粒，一日 2 次。每服 6 日停一日，8 周为 1 个疗程，停一周，再进行第 2 个疗程。

桑葛降脂丸

桑葛降脂丸具有补肾健脾、通下化瘀、清热利湿的功效。可用于高脂血症、脂肪肝等疾病属于脾肾两虚、痰浊血淤者。

用法用量：口服，一次 4g，一日 3 次。30 天为 1 个疗程，或遵医嘱。

大黄䗪虫丸

大黄䗪虫丸具有活血破瘀，通经消癥。用于瘀血内停所致的癥瘕、闭经、早期肝硬化、脂肪性肝炎，症见腹部肿块、胁痛、肌肤甲错、面色暗黑、潮热羸瘦、经闭不行。

用法用量：口服。一次 3g，一日 1 ～ 2 次。

第十五节
脂肪肝常用食物

大蒜

实验研究表明，大蒜可明显降低脂质的内生和明显减少肝中脂质的合成。大蒜降肝内脂肪的机制，一般认为大蒜增加了类酮醇和酸哇酮醇的排泄，减少了胆固醇和脂肪酸的合成。科学研究发现，大蒜中含有大蒜素和大蒜油。这两种成分能够降低血脂。这一点也在对比试验中获得证实，同是有高脂饮食习惯的人，一组同时吃大蒜，一组不吃，一段时间后，吃大蒜一组的肝脏几乎没有改变，而不吃的大蒜的一组，患脂肪肝的比值很高。此外，大蒜在应对酒精伤害肝脏方面也功效卓著。但这个时候必须在饮酒之前吃。如果饮酒后 1h 左右再吃大蒜，效果甚微。此外食用大蒜要适量，凡事都有两面性，过量食用大蒜也可造成肝损害，加重病情，且过量食用大蒜会影响视力。故脂肪肝患者食用大蒜要适量。要生食大蒜。这是因为大蒜素这样的有效成分很不稳定，接触高温后容易挥发，起不到保护肝脏的作用。此外，对于患脂肪肝且有心脏病、高血压的人来说，生吃大蒜更有保护心血管的作用。

花粉

肝病患者服用花粉可通过提高肝脏合成白蛋白的能力使肝功能得以修复和改善。人体血浆中的白蛋白是由肝脏合成的。由于慢性肝炎、肝硬化、中毒等原因，使肝脏功能受损，血浆白蛋白下降。与此同时，由全身的网状内皮细胞系统产生的球蛋白含量增加，使人体的白蛋白／球蛋白的比值小于 1（正常比值为 1.1～1.8），这说明患者的肝脏功能状况极差，病情严重。许多肝病患者在服用花粉后，白蛋白／球蛋白的比值，由 1 以下增加到正常值，显示患者的肝功能提高，肝脏合成白蛋白能力增强。

花粉对肝功能的修复和护肝作用，是由多种因素起作用的结果。花粉中的单糖有助于肝糖原的生成；花粉中的 B 族维生素及铜、镁、锌等微量元素参与肝脏多种酶的组成，并能激活酶的活性。酶是生物体新陈代谢的催化剂，酶的失活或降低，则肝细胞合成蛋白质的过程与能力产生障碍。花粉中所含的酶种类多，完全是天然的，有较强的活力。花粉含有多种激素，为植物激素，除生长素外，还有赤霉素、芸苔素、促性腺素和雌激素等，对肝功能修复和护肝起促进作用。花粉对肝损伤有明显的抑制作用，它可以明显地减轻肝细胞的损伤，减少肝脂肪变性；对抗肝坏死，抑制中央静脉下胶原纤维的形成，阻止肝纤维化。花粉中含有丰富的蛋白质、氨基酸、多种维生素、核酸等营养物质，能使肝细胞再生；并能提高细胞免疫和体液免疫功能，增强肝细胞的解毒能力。服用花粉可显著预防四氯化碳中毒所致的血清谷丙转氨酶、碱性磷酸酶和胆红素升高，明显减轻肝细胞脂肪浸润程度，从而减轻和防止肝坏死。

燕麦

燕麦可降低肝内甘油三酯和胆固醇的含量，其降脂作用可能与所含不饱和甘油酸有关。燕麦精及其冲剂对甘油三酯和胆固醇的含量升高均有明显抑制作用，而燕麦粉则无抑制效果。燕麦精是燕麦降脂的活性成分，其冲剂的剂量减少到全燕麦粉的一半，降脂效果仍不低于全燕麦。

姜

姜有明显抑制其血清与肝中胆固醇含量水平，增加粪便中胆固醇排泄的作用。姜含较多的挥发油，能抑制人体对胆固醇的吸收，防止肝脏中血清胆固醇的蓄积，另外蜂蜜对肝脏有保护作用，能促使肝细胞再生，对脂肪肝的形成有一定的抑制作用，所以吃生姜加蜂蜜有保健作用。生姜内含有一种类似水杨酸的有机化合物，该物质的稀溶液的稀释剂和防凝剂，对降血脂、降血压、防止血栓形成有很好的作用。

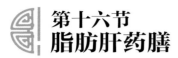

第十六节
脂肪肝药膳

一、调脂茶

组成及用法：丹参、决明子、生山楂按 3 ∶ 2 ∶ 1 进行配伍，沸水冲泡 10min 后，频服，以茶代饮，疗程不超过 3 个月。

二、四季药膳

春季食疗可选择陈皮麦芽决明子茶、山楂肉片、芹菜炒香菇等；夏季可选择茵陈苍术茶、黄豆白菜等；秋季可选择陈皮枸杞粟米粥、清蒸枸杞鸽、银耳羹等；冬季可选用木耳大枣姜汤、人参黄精扁豆粥等。

（一）春季食疗

陈皮麦芽决明子茶

做法：陈皮 20g，麦芽 15g，决明子 10g。将上药洗净放入容器内，然后用开水浸泡，待入味后代茶饮。

作用：疏肝健脾，消积消食。适用于脂肪肝。

山楂肉片

做法：猪后腿肉 200g，山楂片 100g，荸荠 30g，鸡蛋 2 个（取蛋清备用），淀粉 15g，面粉 15 g，白糖 30g，植物油 50g，精盐、味精少许，清汤适量，油炒。

作用：该方滋阴健脾、开胃消食，有降低胆固醇和高血压、利尿、镇静等作用，可用于高血脂症、高血压病、冠心病、消化不良、脂肪肝等患者。

芹菜炒香菇

做法：芹菜 400g，香菇 50g，植物油、食盐、醋、干粉、酱油、味精等调料适量。香菇、芹菜用油炒熟，起锅前加入上述调料。

作用：该方平肝清热、益气和血，有降压、祛脂、保护血管、利尿等作用，可治疗脂肪肝和肝阳上亢之头痛、眩晕等。该方有补气益胃、化痰理气，有降压、抗癌、降血糖、降血脂和提高免疫功能等作用，适用于病毒性肝炎、脂肪肝、糖尿病和动脉粥样硬化。

芹菜大枣煲汤

做法：芹菜 200～400g，大枣 50～100g，煲汤分次服用。或单用芹菜 100～150g，洗净捣烂取汁，加蜂蜜适量炖，温服，每天 1 次，疗程不限。

作用：该方清热解毒、健脾补血养肝，有利尿、健胃、镇静、降压、降低胆固醇和增加血清总蛋白及白蛋白，用于脂肪肝、病毒性肝炎患者。

二皮茶

做法：陈皮 20g，青皮 15g，白糖 10g。将陈皮、青皮洗净，切成小块，放入容器内，然后用开水浸泡，待入味，加白糖拌匀即成。代茶饮。

作用：疏肝解郁，消暑顺气。适用于脂肪肝。

（二）夏季食疗

茵陈苍术茶

做法：茵陈 30g，苍术 15g，冰糖适量。将前 2 药水煎取汁约 1 碗。另将冰糖熬化，再入药汁，煮片刻即成。代茶饮。每日 1 剂，分 2 次服。

作用：清热利湿，健脾、降脂。适用于脂肪肝。

黄豆白菜

做法：黄豆 60g，白菜干 45g，煎服。

作用：黄豆中的皂草苷可与人体的脂肪结合，所含磷脂可除掉附在血管壁上的胆固醇，并可防止肝脏内积存过多的脂肪。白菜有清热利尿、消肿解毒及通便的作用。该方适用于脂肪肝、肝炎、糖尿病。

夏枯草丝瓜络茶

做法：夏枯草 30g，丝瓜络 5～10g，冰糖适量。将前 2 药水煎取汁约 1 碗。另将冰糖熬化，再入药汁，煮片刻即成。代茶饮。每日 1 剂，分 2 次服。

作用：清热解郁，通络散结，降脂。适用于脂肪肝。

丹参山楂饮

做法：丹参 15g，山楂 15g。将丹参、山楂洗净晒干或烘干，研成粗末，充分混匀后一分为二，装入绵纸袋中，封口挂线，备用。每次 1 袋，放入杯中，用沸水冲泡，加盖闷 15min 即成。代茶饮，一般每袋可连续冲泡 3～5 次。

作用：凉血活血化淤，护肝降脂。适用于脂肪肝。

姜黄陈皮绿茶

做法：姜黄 10g，陈皮 10g，绿茶 3g。姜黄、陈皮洗净，晒干或烘干，姜黄切成饮片，陈皮切碎，与绿茶共研为粗末，一分为二，装入绵纸袋中，封口挂线，备用。每次取 1 袋。放入杯中，用沸水冲泡，加盖闷 15min，一般每袋可连续泡 3~5 次。代茶饮，每日 2 次。

作用：清热利湿，散淤降脂。适用于脂肪肝。

（三）秋季食疗

陈皮枸杞粟米粥

做法：陈皮 15g，枸杞子 15g，粟米 100g。将粟米洗净、晒干，研成细末；将枸杞子、粟米分别淘洗干净，放入砂锅中加适量水，大火煮沸后再用小火熬至粥熟，加入陈皮细末，搅拌均匀，再用小火煮沸。

作用：具有滋补肝肾，化痰降脂之功效。适用于脂肪肝、高脂血症。

清蒸枸杞鸽

做法：鸽子 1 只，枸杞子 30g，料酒 10g。将鸽子宰杀整理干净，把枸杞子放入鸽腹内，淋上料酒和冷水 2 匙，背朝下放小瓷内，上锅蒸 2h 即可。食肉、饮汤。有治本之效，宜常食。

作用：具有养肝润肺，补血明目之功效。适用于脂肪肝、慢性肝炎患者。

银耳羹

做法：银耳 6g，大枣 6 枚，冰糖 20g。银耳用温水泡开洗净。砂锅中清水 250ml 把冰糖化开去浮沫后放入银耳、大枣，文火煮沸半小时即可。亦可放入西米 15g、冬菇 3 朵，出锅前放桂花少许。

作用：银耳滋阴养胃，润肺生津；大枣补中益气，养血安神；冬菇悦神开胃，化痰理气；西米养胃渗湿，除烦止渴；冰糖补中益气，和胃润肺。适用于脂肪肝、慢性活动性肝炎阴虚体弱患者的日常滋养补品。如喜咸食者可用白木耳与瘦猪肉或鸡肉同炖，放少许盐和调料。肝硬化及重型肝炎恢复期患者可间断食用。

生地黄鸡

做法：生地黄 250g，饴糖 100g，乌鸡 1 只。乌鸡处理干净；地黄切碎与饴糖和匀，放到鸡腹中，再放到蒸笼中蒸熟，不用盐、醋，吃肉。

作用：具有除热补虚功效，脂肪肝属肝阴虚、肝血不足者均可食用。

党参枸杞大枣汤

做法：党参 20g，大枣、枸杞子各 12g。将党参洗净切成段；大枣、枸杞子放入清水中浸泡 5min 后捞出备用。所有材料放入砂锅中，冲入适量开水，煮约 15min 即可。

作用：本品可益气养血、滋阴补肝肾，还可抑制细胞老化，能有效防衰抗老，保养卵巢。适合脂肪肝气阴不足者。

（四）冬季食疗

木耳大枣姜汤

做法：黑木耳50g，大枣30g，生姜10g，红糖适量。木耳要提前泡发，大枣切下枣肉，黑木耳简单切碎些。将黑木耳、生姜、大枣放入砂锅中，冲入适量开水加上红糖，煮约15min即可。

作用：本品可温脾散寒、养血补肝肾，可降低血脂、血尿酸，改善微循环，抗氧化、抗癌、防癌、延缓衰老。适合脂肪肝脾胃虚寒者。

人参黄精扁豆粥

做法：人参5g，黄精10g，白扁豆20g，粳米10g。先将人参、黄精、白扁豆洗干净，同入锅中，加水煮30min，再投入淘净的粳米，大火煮沸后，改用小火煨，每天一次。

作用：本品有健脾益气、温阳补肾、祛痰祛脂的作用。适合脂肪肝脾肾虚寒者。

韭菜煮蛤蜊肉

做法：韭菜150g，鲜蛤蜊肉200g，水适量，煮熟，韭菜后下，调味服食，佐膳。若无韭菜，用韭黄更佳。

作用：此方温中补虚，调和肝脾，健胃强壮。适合脂肪肝脾胃虚寒者。

猪肉枸杞汤

做法：枸杞子15g，瘦猪肉（切丝）100g，洗净共煮汤，放少许食盐、香油后食用。

作用：瘦猪肉滋阴润燥，枸杞子滋补肝肾之阴；对慢性活动性肝炎、肝硬化和重型肝炎恢复期属肝肾阴虚者能滋补肝肾，协助康复。

三鲜冬瓜汤

做法：冬瓜500g，水发冬菇100g，罐头冬笋100g，鲜汤1000g，植物油10g，精盐3g。将冬瓜去皮、瓤洗净，切成0.5cm厚的片。冬笋切成0.2cm厚的片。冬菇去蒂，片成薄片。将汤锅置火上，放入植物油，烧至七成热，下入冬瓜片翻炒，加入鲜汤。当冬瓜煮至快熟时，下入笋片、冬菇片同煮至冬瓜烂熟，加入精盐调味，盛入汤碗内即可。

作用：此汤富含维生素B_1、维生素B_2、维生素C及钙、铁、锌、硒等营养素。适用于脂肪肝患者、肥胖症患者，及孕妇、乳母、青少年、老年人。

冬菇油菜

做法：油菜 200g，冬菇 5g，植物油 20g，精盐 4g，味精 1g。将油菜择洗干净，切成 3cm 长的段，梗、叶分置。冬菇用温开水泡发、去蒂。将炒锅置火上，放入植物油烧热，先焖油菜梗，至六成熟时，加入精盐，再下入油菜叶同炒几下，加入冬菇和浸泡冬菇的汤，烧至菜梗软烂。加入味精炒匀即可。

作用：此菜肴富含维生素 C、胡萝卜素、烟酸及蛋白质、钙、磷、铁等营养素。适用于脂肪肝患者、肥胖症患者、术后恢复期患者，及孕妇、乳母、老年人。

三、辨证施膳

（1）肝郁气滞证　饮食上可多吃些具有疏肝理气作用的食物，如芹菜、茼蒿、西红柿、萝卜、橙子、柚子、柑橘、香橼、佛手等。

推荐食疗如下。

① 萝卜粳米粥（图 3-61）：将新鲜萝卜切碎和粳米同煮为粥，每日 1 次，疗程不限。

② 鲜芹菜 100~150g，萝卜 100g，鲜车前草 30g，蜂蜜适量。将芹菜、萝卜、车前草洗净，捣烂取汁，加蜂蜜炖沸后温服。每日 1 次，疗程不限。

③ 五味子 9g，大枣 10 枚，金橘 30g，冰糖适量。加水同炖，去渣饮水。每日 1 剂，分两次服，连服 10~15 天。

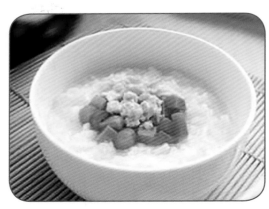

图 3-61　萝卜粳米粥

（2）肝郁脾虚证　饮食上应多吃一些有健脾益气功效的食物，如扁豆、高粱米、薏苡仁、荞麦、栗子、莲子、芡实、山药、大枣、胡萝卜、包心菜、南瓜、柑橘、橙子等食物。

推荐食疗如下。

① 陈皮鸭（图 3-62）：鸭 1 只，陈皮 10g（切成丝），淮山药 10g，调料少许。

方法是将鸭煮熟后，加入调料、陈皮丝、淮山药再煮15min即可，分2～4次食用，连服20～30天。

② 大枣8枚，瘦猪肉100g。加水煎煮后，饮汤食肉。每日1次，连服10～15天。

③ 赤小豆200g，花生仁50g，大蒜100g。混合加水，煮至烂熟。空腹温服，分两天服完，连服20～30天。

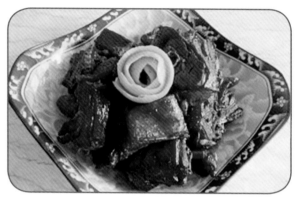

图3-62　陈皮鸭

（3）痰湿内阻证　自觉胸胁发胀、神疲乏力、周身困重、食欲缺乏时，可采用化痰利湿的饮食进行调养。宜食乌龙茶、陈皮、山楂、茯苓、荷叶等食物及药食两用之品，忌食生冷、油腻及过于滋补的食物。

推荐食疗如下。

① 荷叶橘皮饮（图3-63）：鲜荷叶20g，橘皮15g，蒲黄粉10g。将鲜荷叶、橘皮分别拣去杂质，洗净，鲜荷叶撕碎后与橘皮同入砂锅，加适量水，大火煮沸，改用小火煮15min，调入蒲黄粉，拌和均匀，继续用小火煮至沸即成。上下午分服。有化痰利湿，散瘀降脂的功效。

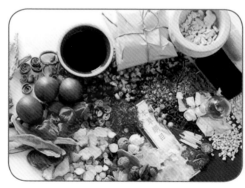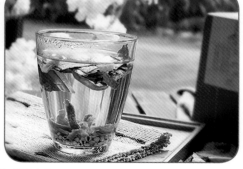

图3-63　荷叶橘皮饮

② 泽泻乌龙茶（图3-64）：泽泻15g，乌龙茶3g。将泽泻加水煮沸20min，取药汁冲泡乌龙茶，即成。代茶，频频饮用，可连续冲泡3～5次，当日饮完。有护肝消脂、利湿减肥的功效。

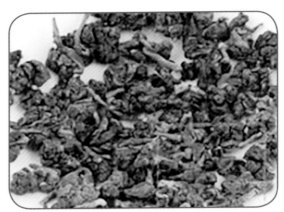
图3-64　泽泻乌龙茶

（4）湿热蕴结证　清化湿热，分消走泄，宜食用具有清利湿热功效的食品，如薏苡仁、莲子、茯苓、赤小豆、蚕豆、绿豆、兔肉、鸭肉、鲫鱼、绿豆芽、苦瓜、黄瓜、西瓜、白菜、芹菜、西瓜、梨、香蕉、柚子等。可食适量平性水果，如苹果、柠檬、葡萄、甘蔗。

推荐食疗如下。

① 薏苡仁红豆粥（图3-65）：薏苡仁30g，赤小豆15g，把薏苡仁洗净浸泡20min，把所有材料放入锅中，加水用猛火煮开，改慢火煮至薏苡仁烂熟；酌加冰糖，早晚分服，连续7天。

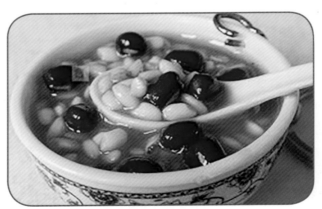
图3-65　薏苡仁红豆粥

② 茵陈粥：茵陈30g，粳米100g，白糖25g。茵陈水煎取汁，加粳米煮粥，将成时加白糖，再煮一沸即可，每日分2～3次服。

③ 五味虎杖蜜：五味子250g，虎杖500g，蜂蜜1000g，前二味水煎取汁，调入蜂蜜，慢火煎5~10min，冷却装瓶，每日3次，每次1匙，饭后开水冲服，2个月为1个疗程。

（5）痰瘀互结证　食疗上着重戒除肥甘厚味，戒酒，且最忌暴饮暴食和进食速度过快。应常吃味淡性温平的食品，多吃些蔬菜、水果，尤其是一些具有健脾利湿、化瘀祛痰功效的食物，更应多食。适宜痰湿体质者食用的食物有芥菜、韭菜、大头菜、香椿、辣椒、大蒜、鳝、河虾、海参、鲍鱼、杏子、荔枝、柠檬、樱桃、杨梅、槟榔、佛手、栗子等。

推荐食疗如下。

① 山楂红糖包（图3-66）：山楂10g，红糖适量。将山楂与红糖研磨成馅，做成面粉包子，蒸熟即可。

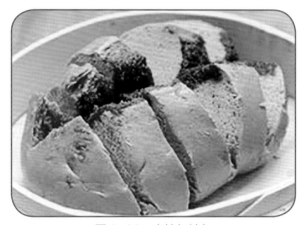

图3-66　山楂红糖包

② 丹参15g，青蛙250g。将青蛙去皮洗净，加水与丹参同炖，熟后调味，饮汤，食青蛙。每日一次，连服10~15天。

③ 加味车前叶粥：鲜车前叶50g，红花5g，葱白2茎，粳米100g。车前叶、葱白洗净、切碎，同红花煮汁后去渣，与粳米煮粥，一日分2次服。

（6）脾肾两虚证　饮食上应多吃一些具有温补脾肾功效的食物，如多食羊肉、鸡肉、鱼肉，加些当归、花椒、胡椒、辣椒、桂皮、姜等调料及大枣、桂圆、银杏、荔枝、菠萝、樱桃、杨梅等水果。

推荐食疗如下。

① 取淫羊藿30g、茯苓30g、鹌鹑1只，将鹌鹑去毛，除去内脏，洗净后切块，与药材共同放入炖盅内，隔水炖3h，调味，吃肉饮汤。

② 取益智仁10g、冬虫夏草5g、鹅肉50g，将鹅肉洗净切块与药材共入炖盅内，加适量水，隔水炖3h，调味后吃肉饮汤。

③ 红参乳鸽汤（图3-67）：红参10g，北黄芪30g，乳鸽1只（50g），将乳鸽宰杀去毛、内脏、洗净，切块。北黄芪加水煮沸后约10min，然后与人参乳鸽共放入炖盅内，隔水炖3h，调味后吃肉饮汤。

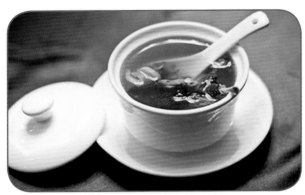

图3-67　红参乳鸽汤